68个老偏方让你

不招毒·少生病

免疫力

是最好的医生

柴小姝 著

中华人民共和国医师证编号：141440000302502

天津出版传媒集团

天津科学技术出版社

图书在版编目（CIP）数据

免疫力是最好的医生 / 柴小姝著 . -- 天津：天津
科学技术出版社，2020.3

ISBN 978-7-5576-7427-4

Ⅰ.①免… Ⅱ.①柴… Ⅲ.①中医学 – 基本知识
Ⅳ.① R2

中国版本图书馆 CIP 数据核字 (2020) 第 036320 号

免疫力是最好的医生
MIANYILI SHI ZUIHAODE YISHENG

责任编辑：孟祥刚　刘丽燕
责任印制：兰　毅
出　　版：天津出版传媒集团
　　　　　天津科学技术出版社
地　　址：天津市西康路 35 号
邮　　编：300051
电　　话：（022）23332490
网　　址：www.tjkjcbs.com.cn
发　　行：新华书店经销
印　　刷：北京中科印刷有限公司

开本 710×1000　1/16　印张 15　字数 120 000
2020 年 3 月第 1 版第 1 次印刷
定价：59.90 元

免疫力是最好的医生

　　2020年的春节，已经注定是历史上最不寻常的春节之一。从2019年年末以来的疫情，贯穿了整个新年的假期。新型冠状病毒肺炎带走了很多人的生命，使成千上万的人凄惶地在医院度过节日，给很多家庭带来了巨大的灾难，让更多的人陷入到前所未有的健康焦虑之中。

　　网上流传着海量的信息，其中关于如何防治病毒的信息不在少数，有些似有道理，有些纯属谣言，有些动机可疑，更多的是毫无价值的人云亦云。作为传统医学的传承者，作为一名中医，我们该做些什么，又能做些什么呢？

　　来自官方的消息中，有一条是可以确证的。那就是，因为患冠状肺炎蒙难的人，大多数是免疫力低下或患有基础性疾病的人；在被感染冠状病毒后幸运康复的，几乎毫无例外是免疫力较强的人。考虑到患有基础性疾病对免疫力的破坏和削弱，我们可以说，正是免疫力在冠状病毒与人们的健康之间，建起了一道最可靠的防护墙。

　　在中医学中，是没有"免疫力低下"这种说法的，但有气虚、体虚等类似的概念。《黄帝内经》讲得很清楚："正气存内，邪不可干。"患者容易出现外感、咽喉炎、肺炎等感染症状的原因是体内正气不足，外邪容易反复入侵。西医解释为免疫力低下，讲的是同一个意思。所以增强免疫力，其实是中西医学共同追求的目标。

在网络上传播的一篇文章中，作者讲述了为救被感染的父亲，奔走于武汉三镇，以近千元的价格抢购人体免疫球蛋白的经历，谓之救命药。读来使人泪目，也让我想到那些能够增强人体免疫力的中药，比如黄芪、党参、人参、白术、防风等。如果在日常生活中，我们能够早一点重视，早一点合理应用，使自身的免疫力得到增强，那么在面对这场狂暴的疫情时，或许就能够更从容，更安心一点。

在这本书中，我们集合了一些特别针对增强免疫力的经方、验方、老偏方，希望能对抗击这场疫情尽一份力，更希望它能成为广大读者日常生活的良伴，对提高大众的健康水平有所贡献。同时也要提醒广大读者，这些偏方验方并非是针对性治疗当前新型冠状病毒肺炎的药方，而是用于日常增强免疫力，降低感染概率的中药方。如果是疑似或确诊患有新型冠状病毒肺炎的病人，应按照官方提倡的流程，及时就医，以免延误病情。

在提笔写这篇序言时，网上刚好传来武汉协和医院李文亮医生仙去的噩耗，不胜悲悼。我相信，无数继承他的遗志，奋起战斗的医生和普通人，最终会战胜疫情，告慰英雄的在天之灵。

武汉加油！中国加油！

柴小妹

2020 年 2 月 7 日

目录

第1章 增强免疫力，不外感、不惹毒

第2章　让上班族强身、安心、不焦虑

第3章　调理基础性疾病老偏方

第4章　肠胃好，免疫力才强

第 **1** 章

增强免疫力，
不外感、不惹毒

苍术、艾叶煮起来，家居消毒保平安

症状： 经常感冒、咽喉痛、吐黄痰等呼吸道感染症状。

原因： 房屋通风不好，细菌、病毒滋生，引起的呼吸道感染。

家居消毒老偏方

将适量的苍术、艾叶加1000毫升左右的清水，放入电饭锅内浸泡30分钟，然后电饭锅通电，置于要消毒的房间里，关闭门窗，持续加热，让水汽熏蒸1小时即可。

极少生病的张女士搬进新房后，身体就开始不舒服，经常感冒、咽喉痛、吐黄痰，半年内来我医院看了3次病。我诊断为上呼吸道感染，每次给她开药治疗，很快都能起效，但总是会复发，这让我很费解。

后来了解到她是住进新屋后才出现这些症状，我便怀疑是装修后留下的化学物质所致。但她又说新屋装修完后，专门空置了半年，等气味都散光了才入住的。

　　再细问之下，才知道张女士买的房子方位不太好，整天都难见到阳光，通风也不理想。没有阳光、通风不好，屋里就容易滋生细菌、病毒，住在里面的人难免会经常生病。张女士听完觉得很有道理，于是我向她推荐了苍术加艾叶煮水的办法，对屋子进行消毒，杀灭屋内的细菌、病毒。

　　具体方法是：按家里每平方米 1 克苍术、1 克艾叶的分量计算好药量，然后在电饭锅里加入清水，再将药材浸泡上半个小时，然后关闭要消毒房间的门窗，将电饭锅通电，持续加热。等水汽不断蒸发出来，熏蒸 1 小时左右即可。

　　艾叶、苍术均是常用中药，《名医别录》《神农本草经》都有记载，所以用这两味药来进行家居空气消毒有着悠久的历史，早在汉代就有"苍术能避一切恶气"的说法。《本草正义》中记载：苍术"芳香辟秽，胜四时不正之气，故时疫之病多用之。最能驱除秽浊恶气"。艾叶就更有名了，民间流传有"家有三年艾，郎中不用来"的谚语。

　　在古代，主要是将这两味药燃烧，用烟熏的方法来消毒。其实，使用煮水熏蒸的方法一样有效。

　　艾叶挥发油中含有桉油精，对于常见的金黄色葡萄球菌、枯草杆菌、甲乙型溶血性链球菌、白喉杆菌、肺炎双球菌均有明显的抑制作用。

　　苍术里则含有桉醇、苍术醇等成分，对结核杆菌、金黄色葡萄球菌、铜绿假单胞菌等也有杀灭作用。一般情况下，用这种方法能使房间里空气中的细菌、病毒数量降低到原来的 1/20 左右，杀菌率可达到 93% 以上。因为疗效确切，这个杀菌方法在医院里也是常用的。

　　张女士回家后采用了这个办法，1 周熏蒸 1 次，煮出来的水汽气味芳香，沁人心脾。从此以后，她呼吸道的各种小毛病就一去不复返了。

服防风葱白粥，不得外感不染毒

症状： 打喷嚏、流涕、肌肉疼痛、恶寒、发热、浑身乏力。

原因： 免疫力低下、外感风寒。

防治外感老偏方

取防风 10 克、葱白 2~3 段、粳米（大米）50 克。先将防风洗净，加水适量，浸泡 30 分钟后煮 15 分钟，去渣留汁，加入淘洗好的粳米，用慢火煮成粥（约煮 1 小时），放入切成小块的葱白和少许盐，调匀即可，葱白不宜久煮。每天食用 1~2 次，食用 1~3 天即可。

有天下午，一位老同学打电话给我，说他浑身都痛，坐也不是，站也不是，睡也睡不着，吃了止痛药也不管用，问我能不能通过按摩什么穴位来止痛。

我问他好好的怎么会浑身酸痛。正这么问的时候，电话那边传来一连串的喷嚏声，我这才知道原来他是得了外感。

　　我跟老同学说，他差点就把我难住了，因为他一说身体有疼痛，我首先想到的就是颈椎病、关节炎，一下子没想到是外感引起的疼痛。

　　闲话说完，我就让老同学说一说他的具体症状。原来，他昨天早上着凉了，今天就开始觉得有点迷糊，有打喷嚏、流涕、怕冷、乏力、低热的情况，后来就变成浑身酸痛。我判断他得的应该是风寒型外感，这种情况只要采取对症治疗的方法就行了。

　　我告诉他，得了外感不少人都会有浑身酸痛、乏力的感觉，这其实属于炎症反应的一种，和劳损引起的肌肉酸痛是不同的，不能靠按摩来治疗。

　　一般按照常规的外感处理方法，消除炎症、清热，身体疼痛也就自然而然会消失。一般来说，治外感的西药，基本上都有止痛的作用，可他吃了感冒药，身痛的症状依然没有改善，那就要另想办法了。

　　我建议老同学让家人去外面的中药店买些防风，去市场上买几根葱，煮点防风葱白粥喝。

　　取防风 10 克、葱白 2~3 段、粳米（大米）50 克。先将防风洗净，加水适量，浸泡 30 分钟后煮 15 分钟，去渣留汁，加入淘洗好的粳米，用慢火煮成粥（约煮 1 小时），放入切成小块的葱白和少许盐，调匀即可。每天食用 1~2 次，食用 1~3 天即可。

　　我同学听我说了这个方法，有点不以为意，他说这葱白粥治外感是老人常用的偏方，不明白为什么我这个医生也用这种土方法。我说方法是"土"了点，可效果是不错的。

　　对于用中药治疗外感，一般人首先想到的是"清热"，但其实治疗外感，尤其是风寒外感，首先要做的应该是"解表"，清热反而是其次的。

　　"表"一般是指外感引起的头晕、恶寒、乏力、身痛等表证。风寒束表，就会让人有一种好像身体被什么东西束缚住的感觉，而解表药就是通过祛风散寒来解除表证。

　　这款药粥里的防风具有解表透肌、祛散风寒、通络止痛的功效，尤其对外感引起的身痛、乏力有很好的疗效；现代药理学的研究也表明，防风水煎剂能提高痛阈，具有镇痛效果。

　　葱白是老一辈人常用的"感冒药"，和防风是很好的搭档，能增强防风的解表效果，使全身表证尽快得到缓解。两种材料和大米一起熬成粥，一来能使防风的寒性下降，温补脾胃；二来能借助米粥的温度，扩张鼻腔和咽腔的血管，帮助炎症消除，缓解鼻寒。

　　小小的一个土方子，含有的中医知识却不少。我同学喝过这个粥之后，给我打电话说，他出了一些汗，现在体温已恢复正常，人也感觉舒服多了。

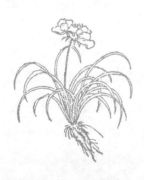

常敲膻中穴，
增强心肺功能，增强免疫力

症状： 经常外感咳嗽、气喘胸闷、精神差。
原因： 体虚、免疫力低下。

增强免疫力老偏方

用手掌根敲击胸骨处的膻中穴，力度以自感舒适
为度，每次敲击 100 下以上，每天 1 次。

敲击胸口是很常见的动作，人们一般都用它来表达情绪。印第安人
打仗时会敲击自己的胸口齐声呐喊，然后陷阵杀敌；在动物中，这个动
作也很常见，比如好莱坞大片《金刚》里那只威武的大猩猩，在打架前
会用双手击打胸口，在声势上先把对方吓倒。

但是，敲击胸口可不仅仅只能用来发泄情绪，还是一种很好的保健
方法呢。

60 几岁的张太太，是我的一个老病号。她体质比较差，天气稍一变
化就感冒咳嗽或气喘胸闷。她还有冠心病，虽然长期吃着药，但时不时

还是会心绞痛发作。于是我教她敲击胸口的方法。她按我这个办法练习半年后，效果十分明显，感冒也很少犯了，心绞痛几乎也没有再发作过。

敲击胸口的方法十分简单，用手掌根部敲击胸骨处的膻中穴。膻中穴位于两乳头连线与胸骨的交点处。

对于男性来说，膻中穴很好找。而女性，尤其老年女性，由于乳房下垂的原因，比较难取穴，但可以选取胸骨的中点为敲击部位。

注意敲击的力度不要太大，以感到舒适为度，每次敲击100下以上，每天一次，贵在长期坚持。

从中医学的角度来说，膻中穴乃人体的"八会穴"之一，是宗气聚汇之处。敲击和刺激膻中穴有补益宗气、调理全身气机的效果。

从现代医学的角度来说，这个保健法也是有科学根据的。胸骨后有胸腺组织，它是人体重要的免疫器官。

人体重要的免疫细胞T淋巴细胞、B淋巴细胞都是在胸腺里发育成熟的。胸腺分泌的"胸腺素"近年来更被认为是重要的免疫调节因子。胸腺会随着年龄的增长而萎缩；胸腺一萎缩，人体免疫力就会下降。

敲击胸骨，可刺激胸部的相关穴位，延缓胸腺的萎缩退化，刺激胸腺素的分泌，增强免疫力。这是经过科学验证的。

既然敲击胸骨可以增强全身的免疫力，自然就可以减少感冒、气喘等疾病的发作频率了。此外，敲击胸骨还对心脏病有治疗效果。

古医书《圣惠方》里明确指出，胸骨上的膻中穴主治"胸膈满闷"。现代研究也发现，心绞痛病人的心电图中可以看到明显的心肌缺血表现，但按摩胸骨膻中穴后再做心电图，就能发现心肌缺血明显好转。

这是因为膻中穴与心脏由同一层面的神经节段支配，两者通过神经密切联系，刺激膻中穴或者胸骨处的神经感受器，能够通过神经反射使心脏的冠状动脉扩张，改善心脏供血。

另外，相信大家会记得这样一个画面：病人心脏骤停，医生一定会大力按压病人胸口。这时，医生的按压点也是选在膻中穴附近。

当然，急救时做胸外按压，要用很大的力量才能使心脏的血液最大限度地流动起来。作为日常保健，我们没有必要按得过于用力，适度按压，即可促进血液循环；日积月累，肯定是有益处的。

其实，敲胸口得到的"舒心"不仅是指舒张心脏血管的"心"，也是心情舒畅的"心"。平常我们郁闷、生气时会感到胸闷不适，拍拍胸口就会缓解胸闷，改善情绪。这其实是个生活常识，只是一般人没有注意到而已。

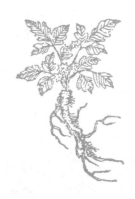

常吃党参、香菇和黄芪，抗呼吸系统病毒能力强

症状：体质差，身体易感染咽炎、肺炎等炎症。

原因：气虚、正气不足、免疫力低下。

增强免疫力老偏方

党参25克，香菇（鲜）50克，黄芪15克，鸡肉适量，加入葱、姜、料酒、盐等，一起清炖1小时左右。

中医学中没有"免疫力低下"这种说法，但有气虚、体虚等类似的概念。患者很容易出现外感、咽喉炎、肺炎等感染症状，是因为体内正气不足，外邪容易反复入侵。西医解释为免疫力低下，讲的是同一个意思，所以增强免疫力其实是中西医学共同追求的目标。

廖女士是图书馆的管理员，有天她向我请教，说她有位姑姑得了慢性肺气肿，经常出现肺部感染，最近一个月又发病了，一直在使用抗生素，但现在还没有治好。

医生说她年纪大了，体质很差，自身免疫力低下，所以容易感染。

听她介绍完情况，我便给她介绍了一个药膳偏方，就是香菇、党参、黄芪炖鸡，吃起来味道甘美，不会像喝中药那样难以下咽，适于长期服用。

清炖鸡本身就是补品。黄芪、党参也是普通人都知道的著名补益中药。可能一般人不太清楚香菇的补益作用，其实在《本草纲目》中就已有记载道："香菇性平、味甘，能益气不饥。"

香菇里含有一种叫香菇多糖的成分，有增强免疫力的作用，不但可以用于治疗反复感染，还可用在宫颈癌、恶性胸腔积液、胃癌、肺癌等肿瘤的辅助治疗上。如果以用香菇多糖作为关键词在医学专用的期刊数据库中搜索一下，可以轻易搜出来几百篇文章，可见其疗效确实得到了很多医生的认可。

此外，像黄芪、党参这两种补益的知名中药，以及更出名的人参、灵芝等，它们的有效成分也是多糖，分别叫作黄芪多糖、党参多糖等。

这些多糖都能对人体的免疫功能产生促进作用，可增强网状内皮系统、巨细胞、自然杀伤细胞、杀伤性 T 细胞等免疫细胞的活性，促进抗体、补体的生成，诱发产生干扰素等。

因此香菇加黄芪、党参，这三个多糖联合在一起，再加上滋补佳品鸡肉一起清炖，长期服用，自然就能起到增强免疫力的效果了。

廖女士听我解释完，觉得非常有道理，于是打电话让她姑姑坚持按这个方法吃。后来听说她姑姑坚持了一段时间，效果挺好；再经过检查发现，肺部感染已经完全治好，面色红润，声音洪亮，整个人精神多了。以前走一段路就满身大汗（正是气虚的表现），现在这个毛病也消失了。

我告诉廖女士，既然有效，可以坚持长期吃，1 周吃一两次就可以了，同时再配合运动锻炼，她姑姑的免疫力就能一直保持在较高的水准上！

身体弱，常喝山药乳酪粥

症状： 身体瘦弱无力、爱生病。

原因： 脾胃虚弱、消化功能差、营养不吸收。

补脾强身老偏方

（1）取新鲜山药 50 克，乳酪 20 克，大米 100 克，白糖少许。山药洗净、切碎，大米淘洗干净后加清水煮成粥，加入山药和乳酪拌匀，再煮 20 分钟，用白糖调味即可。每天食用 1~2 次，连续食用 1 个月。

（2）取牛髓 20 克，地黄叶 20 克，白蜜 20 克。将这三种材料混合，放入容器内，置于锅中隔水蒸熟，每天服用 1~2 小勺，坚持服用 1 个月。

减肥是都市人的热门话题，女士就不用说了，男士也一样热衷于减肥，但有一些男士同样也为体重苦恼，他们苦恼的不是肥胖，而是瘦弱。

女士以纤瘦为美，而男士则以健壮为美，瘦得像竹竿一样的男性，往往因为被人说弱不禁风而苦恼。

这类男性常常为了增肥而食用很多高脂肪、高蛋白的食物，但因为食用不当，很容易导致腹泻、便溏等。

其实需要增肥的人士，大多脾胃虚弱，一味多吃高脂肪、高蛋白的食物未必能吸收得了，从根本上调理脾胃，才能更好地吸收食物的营养。

胡师傅是一名建筑工人，半年前因为工伤停工 1 个月，之后因为身体未恢复，工作一直不顺利。受工伤之前，胡师傅虽然比较瘦，但因为从小做农活的关系，力气却比较大。

受伤之后，胡师傅比以前瘦了 10 斤，干活的时候老觉得使不上劲，家里人为了给他补身体，每天炖汤给他喝，也吃过一些增肥的保健药物，但他的身体一直没有起色，有时反而因为吃太多导致胃胀、腹泻。

现在工友们都开始叫他"竹竿"，搭棚的时候，还会拿他开玩笑，让他感到很苦恼，最后不得不上我这儿来看病。

我给胡师傅检查过，他属于偏瘦体形，但还不算营养不良，可归类为中医所讲的虚劳和消瘦，主要是由脾虚引起的。

问及他的生活习惯，得知胡师傅的肠胃一直不好，不爱吃肉、奶等食物，觉得腻，难消化，现在为了补身体勉强吃下去，也没有什么效果。

脾胃是后天之本，而且脾主肉，身体瘦弱的人普遍有脾胃虚弱的症状。于是我建议胡师傅，要想增肥，需要先从补脾健胃入手；在健脾的基础上，适当增加蛋白质和脂肪的摄入，这样才能更好地吸收营养。

除了开一些促进消化、增加胃肠动力的药物外，我给他推荐了一个食疗偏方，山药乳酪白糖粥。

取新鲜山药 50 克，乳酪 20 克，大米 100 克，白糖少许。山药洗净、切碎，大米淘洗干净后加清水煮成粥，加入山药和乳酪拌匀，再煮 20 分钟，用白糖调味即可。每天食用 1~2 次，连续食用 1 个月。

胡师傅问我，之前他去看中医，给开了十几种中药，我这个药方只要几种食物，能治好吗？我告诉他，他的脾胃一直比较虚弱，一下子吃太多的食物也消化不了，何况是中药呢，因此最好是用几种调理脾胃的食物，通过每天的饮食中逐步改善。

这个方子中，山药是补气健脾的良药，食物的消化吸收依赖于脾胃之气的推动，山药补气，助脾胃运化，同时调养脾胃虚弱的体质，使身体对食物消化吸收得更好。

牛乳制品在加工过程中，牛乳中的乳糖起了变化，更容易被肠胃吸收。乳酪是高脂肪和高热量的食物，只需食用比较少的分量，就能为身体补充能量，和山药配合，一个帮助消化，一个增加营养，正是增肥长肉所需。用来煮粥的大米，虽然是最平常的食物，但也是最养人的食物；人可以不吃菜和肉，但却不能不吃米面，大米煮成粥后，营养吸更好。

我建议胡师傅可以采取少吃多餐的习惯，每顿饭不用勉强吃很多，肚子感觉饿了，就尽量吃点粥、饼干、糖等食物，一来可以多补充营养；二来他的工作强度大，及时摄取热量，干活才有力气。

除了山药乳酪粥，还有一个更滋补的增肥食疗方，就是牛髓地黄蜜。取牛髓 20 克，地黄叶 20 克，白蜜 20 克。将这三种材料，放入容器内，置于锅中隔水蒸熟，每日服用 1~2 小勺，坚持服用 1 个月。

方中的牛髓能润肺补肾，地黄叶可补肾益精，白蜜能润脏腑、通三焦、补益五脏。这个方子以补肾为重点，肾为先天之源，补益肾脏可从根本上改善体质。但相对来说，这个偏方中材料不是很常见，在取材上比较麻烦，需要增肥的人士可酌情选用。

常叹气、爱出虚汗，补中益气汤帮你补元气

症状：爱叹气，伴有气短自汗、倦怠乏力、食欲不佳。

原因：肝气郁结、气虚、元气不足。

补中益气老偏方

（1）取牛肉250克，大枣20克，精盐、料酒、姜片、味精各适量。牛肉洗净后切小块，大枣洗净。将牛肉块、大枣放入砂锅，加清水适量，放入料酒、姜片，炖至牛肉熟烂，加入精盐和味精调味即可。每天一次，连服3~7天。症状缓解后，每周服用3~4次，坚持1个月。

（2）取鲫鱼一条，牛肉500克，猪蹄一只，山楂、大枣各适量。将猪蹄、鲫鱼、牛肉洗干净，牛肉切碎，山楂、大枣去核。把所有的用料放入砂锅中，加2升水，不用放盐及其他调味料，用小火煮2小时即成。煮好后的汤除去渣及浮沫，等到冷却后除去表面的油，喝的时候加热，早晚各1碗。

有句俗话说，"一叹穷三年"，民间认为叹气是晦气的表现；如果遇到不愉快的事就长吁短叹、怨声载道，长此以往，倒霉的事情也跟着来了，好运也叹没了，而且越叹越穷。

这在中医看来是有一定道理的。中医学将频频叹气称为"善太息"，俗称"叹息"，它是一种症状，由肝胆郁结、肺气不宣引起。

长期叹气，胸中就会气滞，而气滞就会血瘀，长期下来，浊气排不出去，抑郁症、心脏病、高血压病就会不请自来。到那时候，要想再求好运气可就不那么容易了，治病都给治穷了。所以，"劝君看开莫叹气，好事坏事一笑之"。

不过，偶尔叹气是很正常的生理现象。

现代医学认为，人如果经常想打哈欠，那是脑缺氧的表现。而人如果经常想深叹一口气，那是心肌缺血、缺氧的表现。

心肌缺血、缺氧不一定就是心脏病，很多人都会有这种表现，比如当紧张解除后或完成一件大事后，就会想长叹一口气，叹气之后就感觉十分轻松。这种轻松感是因为人叹气后，心脏的供血得到增加，情绪自然会松弛下来。

但是不能长期靠叹气来舒缓压力，时常叹气的人有时候会惹人反感。我的一个朋友钟先生就喜欢在微博上发泄情绪，每次发的内容都是叹气和抱怨，朋友都渐渐疏远他了。后来有一次，我留言给他，说以后要少叹气，看开点。

他知道我是医生，就私信跟我说了他的情况，他说自己不叹气不舒服，经常感到胸闷；他写微博时，都是一边叹气一边写的。他也曾怀疑过自己是否得了什么病，上医院却又查不出什么问题。

我问他还有什么症状，他说常觉得气短自汗，倦怠乏力，食欲不佳。我叫他发张舌头的照片过来，我看了几眼，发现他舌淡胖、苔白，就基本知道是怎么一回事了。

按照中医的说法，除了肝气郁结、肺气得不到宣发会导致叹气外，气虚也是其中一个原因，钟先生的情况就属于气虚，多是由于劳伤过度、久病失养而致宗气不足、气机不利。

这个病属虚证，与营养不良导致供血不足引起的体虚之证相似，治疗时宜补中益气，临床常用的方药有保元汤和补中益气汤。

我建议钟先生食疗，煮点牛肉大枣汤。

具体做法是：取牛肉 250 克，大枣 20 克，精盐、料酒、姜片、味精各适量。牛肉洗净后切小块，大枣洗净。将牛肉块、大枣放入砂锅，加清水适量，放入料酒、姜片，炖至牛肉熟烂，加入精盐和味精调味即可。每天一次，连服 3~7 天。症状缓解后，每周服用 3~4 次，坚持 1 个月。

牛肉味道鲜美，蛋白质含量高，氨基酸组成比猪肉更接近人体需要，能增强人体抗病能力，且脂肪含量低，容易消化吸收，对久病、体虚的人特别适宜。

中医认为，牛肉有补中益气、滋养脾胃、强健筋骨、化痰息风、止渴止涎的功效，特别适合中气下陷、气短体虚、筋骨酸软、贫血及面黄目眩之人食用。古有"牛肉补气，功同黄芪"之说。

大枣味甘，性温，有补脾和胃、补中益气、养血安神、缓和药性的功效。现代研究发现，大枣中含有蛋白质、脂肪、糖、钙、磷、铁、镁及丰富的维生素 A、维生素 C、维生素 B_1、维生素 B_2、胡萝卜素等，营养十分丰富，能够增强人体免疫功能，对于维持人体脏腑功能也有一定效果。

除了上方外，还可试试保元食疗汤：取鲫鱼一条，牛肉 500 克，猪蹄 1 只，山楂、大枣各适量。将猪蹄、鲫鱼、牛肉洗干净，牛肉切碎，山楂、大枣去核。把所有的用料放入砂锅中，加 2 升水，不用放盐及其他调味料，用小火煮 2 小时即成。煮好后的汤除去渣及浮沫，等到冷却后除去表面的油，喝的时候加热，早晚各 1 碗。

这个方子做法略微复杂，但功效更佳，配合山楂还有健脾开胃、消食化滞、活血化瘀的功效。据说慈禧太后就爱喝这个汤，对女士来说可美容养颜；男士则可补元气，增强身体免疫力。

钟先生把我推荐的方子记下了，回去每周吃几次，坚持了两个星期，感觉身体乏力的症状逐渐消失，人也精神了，自然少叹气了。此后，他仍坚持每周吃几次。两个月后，所有症状都基本消失了。当然，症状消失后还需继续注意饮食和休息，以免体虚引起病情复发。

注意，上面的方法不是所有叹气的人都适合，大部分人叹气并非体虚，而是因为肝气郁结。关于这个病，多吃疏肝解郁的食物，平时要保持乐观开朗的心态，切忌忧思。

《黄帝内经》有载："帝曰：'人之太息者何气使然？'岐伯曰：'忧思则心系急，心系急则气道约，约则不利。'"因此，少忧思、抑郁，使肝脏气机疏泄通畅，有利于心之血脉流通，可避免因心脉郁滞而出现胸闷、叹气的症状。

另外，肺气不宣也是引起叹气的原因之一，常表现为咳嗽气喘、痰多胸闷、爱叹气，这种情况可用北杏仁、桔梗、紫菀、紫苏之类的食材来宣通肺气、化痰止咳。

身体乏力，试试黄芪人参蒸鸡

症状：身体疲劳，伴有食欲减退、精力不足、性欲减退、腰膝酸软等症状。

原因：免疫力低下、脾虚肾虚。

强身健体老偏方

（1）取鲜鸡半只，黄芪 8 克，肉桂 8 克，人参片 3 克，白术 10 克。鲜鸡洗净、切块，用少量食盐腌制 30 分钟；黄芪、肉桂、人参片、白术用清水浸泡 1 小时。以上材料放在容器内，加小半碗清水，隔水蒸 1 小时即可。1 周吃 2~3 次，连续吃 2 个月。

（2）每天起床前，尽量伸直手掌和脚掌，将手指和脚趾打开，然后放松；再重复伸直——放松这个动作 10 次左右，然后再起床，坚持 1 个月以上。

老许是我的中学同学，最近他们家去了一趟韩国旅游，带回一盒高丽参片，老许用来泡水喝。喝了两三天后，没想到突然流起鼻血，好不容易才止住，只好不喝了。

他问我是不是他的体质不适合喝这么补的东西。我跟他说，这也要看他怎么喝，用多少分量。一般来说，人参每天用两三克就行了，而且最好和别的食材一起煮，单喝很容易上火。

听我这么一说，老许就明白了，他用人参片来泡水的时候根本没注意用了多少，可能一次就用了十克八克。

我又问他，为什么最近突然要吃人参呢？他才40多岁，平时身体也还行。老许无奈地笑笑，跟我说："男人嘛，到中年总是有这样那样的问题……"

原来老许这几个月来，常常觉得身体疲劳，手软脚软，体力大不如前，饭量也比平时少了很多。他单位前段时间准备提拔一位中层员工，老许觉得以自己的资历和经验应该胜券在握，没想到最后提拔的是一位比他年轻好几岁的员工，老许心里当然觉得不痛快了。

因为这样，他有时候就忍不住为些小事和家里人怄气，搞得最近妻子和孩子都和他有些疏远。后来，他觉得最大的问题还是自己遭遇了"中年危机"，于是就想吃点补充精力的药物，让自己还可以和从前一样，继续打拼。

我听他说完，一方面劝他，人到了一定年纪，就要注意身体，顺其自然，不能像年轻时一样把身体当成拼事业的本钱；另一方面，我建议他在服用补品的时候要注意方法，比如他买的人参，可以和鸡肉、黄芪等材料一起煮，做成药膳，配合平时的饮食调理身体，反而更有效。

黄芪人参蒸鸡的做法是：取鲜鸡半只，黄芪8克，肉桂8克，人参片

3 克，白术 10 克。鲜鸡洗净、切块，用少量食盐腌制 30 分钟；黄芪、肉桂、人参片、白术用清水浸泡 1 小时。以上材料放在容器内，加小半碗清水，隔水蒸 1 小时即可。1 周吃 2~3 次，连续吃 2 个月。

这个食疗方注重健脾益肝，同时补肾，特别适合经常疲劳、体力不足、精力下降的中年人士。

随着年龄增长，人体的骨骼肌、内分泌和免疫系统都会出现一定的退化，再加上年轻时没有注意保养身体，就容易出现体力下降、精力不足、胃口不佳、腰膝酸软等慢性疲劳症状，这些症状在临床上很难用药物治疗，最好是通过食物补充营养，以及加强锻炼，达到保健和治疗的效果。

食疗保健是中医的一个优势，在中医理论中，脾主肉，肝主筋，肾主骨，因此想要改善疲劳、体力下降、手脚无力的情况，就应从这三方面入手。

食疗方中，黄芪具有补气健脾、补虚的作用。民间有"常喝黄芪汤，防病保健康"的说法，现代药理研究表明，黄芪有保肝、增强免疫力的作用，特别适合经常喝酒的人士服用。

白术健脾益气，帮助消化，现代药理研究表明，白术有促进肠道收缩的作用。黄芪和白术配合，可改善体质虚弱、容易疲劳、多病、胃口不佳、消化不良的情况。

肉桂是温补肾阳的良药，可改善腰膝酸软、遗精早泄、阳痿等症状。

人参是大补元气的药物，一般用于回阳救逆的急症，因此在食疗上要注意用量，不可多用，如果服用人参后出现上火、流鼻血的现象，最好换成以健脾益气为主的党参。

除了食疗方，我又推荐老许一个简单的运动保健方，就是伸展运动。每天早上睡醒后，不要一下子就起来，先在床上伸直手指和脚趾几秒，然后放松；再伸直，再放松，重复几次再起床。

这样做一方面可以舒展筋骨，促进手脚的血液循环；另一方面可以提神醒脑，让人在起床后精神更好。现代人普遍缺乏运动，因此在起床前做几下简单的保健动作，对身体非常有好处。

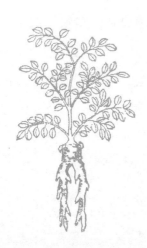

每天搓手揉脚心，增强抵抗力不感冒

症状：经常感冒。

原因：免疫力低下、体质虚弱。

提高免疫力老偏方

（1）对搓两手大鱼际，两手上下交替，直到搓热为止。搓1~2分钟，整个手掌便会发热，可促进血液循环，增强体质。

（2）按摩足心，重点揉凹陷处的涌泉穴，直至发热，可使经络通畅、气血运行，预防风寒外感。

不管春夏秋冬，以前经常会在路上看到老人家一边走路一边搓手。这可不是怕冷，而是老人家们常做的保健运动。

比如，常搓手掌上的大鱼际，就有预防外感的功效。这个方法对孩子照样有效，而且比起食疗来更加简便，随时随地都能做。

我认识一个对中医很有研究的学者，她有一个儿子，孩子还小的时候，她就给孩子按摩手掌治疗小病小痛；等孩子大了一点，她就跟孩子说，每天闲时搓搓手，这样就不会感冒，不感冒就不用打针吃药了。

孩子很怕打针，就相信了妈妈的话，果然，日复一日坚持下来，这孩子果真比其他孩子少感冒。

教孩子搓手可不是忽悠小孩，这是有医学原理的。根据中医理论，人体内脏与手掌密切相连，内脏有病，可通过经络把信息传到手掌；而对手掌的良性刺激，又可以通过经络传导治疗疾病。

手的拇指根部肌肉丰富，伸开手掌时，明显突起，占手掌很大面积，这部分在医学上称为大鱼际。大鱼际与呼吸器官关系密切，这个地方有肺经的荥穴，是专门治热病的穴位。

中医认为，肺与大肠相关联，大肠的疾病可通过治肺来消除，按摩肺经的荥穴可起到清肠热、化肠燥、通大便的作用。每天搓搓手，可促进血液循环，预防便秘，强化身体新陈代谢，增强自身免疫力，对于改善易感冒的体质大有益处。

搓手的方法很简单，小孩子都会，就是对搓两手大鱼际，直到搓热为止。

搓法像用双掌搓洗筷子一样。两手的大鱼际相贴，一只手不动，用另一只手的大鱼际来搓，两手上下交替。搓 1~2 分钟，整个手掌便会发热。一般搓够 5 分钟，效果最佳。如果孩子还小，父母也可以用拇指每天给孩子每天搓搓大鱼际。

除了上述方法，最好配合另一个方法——揉足心。对于常受风寒引起外感、体质虚寒的孩子，这个方法最有疗效。

具体操作：按摩涌泉穴和足心，直至发热，使这两个区域的经络通畅，气血运行正常。这样可预防风寒侵入，拒敌于大门之外。

中医认为，足与人体的健康长寿关系密切。人的心、肝、肺、肾、胃、肠等数十个脏器，在足底有特定的反射区。

足部与上呼吸道黏膜之间有着极为密切的神经联系。如果足部受凉，则局部血管收缩，血液减少，就会反射性地引起鼻咽、气管等上呼吸道黏膜的毛细血管收缩，纤毛摆动减弱，致使局部抵抗力降低，细菌病毒乘虚而入，使人容易患上外感。

涌泉穴是人体足底穴位，位于足前部凹陷处，从第二和第三脚趾之间到足跟画一条连线，这个穴就在连线向脚趾方的三分之一处，是全身腧穴的最下部，也是肾经的首穴。

重点按摩涌泉穴，有利于补肾强身。《黄帝内经》中说："肾出于涌泉，涌泉者足心也。"意思是说：肾经之气犹如源泉之水，来源于足下，涌出灌溉周身四肢百骸。

针刺、按摩、热敷或熏洗这个穴位，均有益精补肾的作用，可治疗神经衰弱、倦怠感、晕眩、过敏性鼻炎、怕冷症等，能增强人体的免疫力，对冬春季节易引起的流行性外感、流行性腮腺炎、流脑、甲肝、非典及禽流感等传染性疾病有一定的抵御作用。

如果父母觉得按摩脚心麻烦，还可以用温水给孩子泡脚，这样能加快血液循环，具有按摩足心的同等效果，同样能预防风寒外感。

用生姜水刮痧，速治风寒外感

症状： 风寒外感引起的发热、头痛、怕冷、全身酸痛。

原因： 身体受寒、免疫力低下。

防治外感老偏方

用生姜榨汁，按1∶1与温开水混合。在颈椎旁的皮肤上涂点生姜水，然后用一个1元硬币在皮肤上用力刮，刮的方向是与脊柱平行，从上往下用力刮三四下，至局部皮肤变红、变紫为止。颈部刮完，轮到胸背部，即胸椎旁两边的肌肉区域。

人到老年，抵抗力一般都会变差，我的隔壁以前住过一位老伯，就很容易得外感。

有一次他又感冒了，吃了2片药，睡了半天，还是头痛得厉害，而且背部发紧，像背了个龟壳。他以为药没有效果，又吃了3片，不一会儿就胃痛起来了，他又吃了2片胃药才缓解。他实在折腾不起了，就等我下班回来就敲门来拜访我。

我听他说完症状，又检查了一下，跟他说这是得了"风寒外感"。老伯一听，就说这感冒实在难受，吃药又不顶用，有没有其他办法缓解一下呢？我说当然有，让他脱下上衣，马上给他做了个刮痧治疗。

刮痧前，我先切了几片姜，压榨了些生姜汁出来，用温开水以 1∶1 的比例混合，然后涂少量姜水在老伯的颈椎脊椎两侧旁开约 2 厘米的皮肤上，也就是中医所讲的膀胱经所过区域。再用 1 元硬币，沿与脊柱平行的方向，从上往下用力刮了三四下，直到皮肤发红、变紫即可。

刮完颈部后，就到胸背部，即胸椎旁两边的肌肉区域，同样是沿与脊柱平行的方向竖向刮，刮到皮肤发红、变紫。

毕竟是拿金属刮皮肤，所以老伯一开始觉得有点痛，我告诉他要忍着，见他实在受不了，就再加点姜水润滑。等我把颈部给刮完后，老伯立马就觉得头不那么痛了；等我再把胸椎旁的皮肤给刮完，老伯更觉得发紧的背部立马松弛下来。

我又在胸背部沿着一条条肋骨多刮了几条痧斑，刮完后老伯大呼舒服，说背上的龟壳已经完全不见了，但头部前额处还是有点痛。

于是我又在他的眉毛上缘和发际处涂点姜汁，然后在紧靠着眉毛的那点皮肤上，沿着眉毛向左向右刮，再沿着发根横向刮。最后，又在眉毛之间的印堂穴位置，从上往下刮了几下。这么一来，老伯说现在连最后的一点疼痛也消失了。

我告诉他，虽然症状缓解了，但还是要注意休息。我让他回去喝杯热水，早点上床睡觉。第二天我出门的时候，碰见老伯，他说全身已经没有任何症状了。

为什么刮痧的效果这么神奇呢？说起来还是有科学根据的。外感患者之所以感到身体会发热、头痛、身懒、全身酸痛，直接原因是外感时体内的前列腺素水平明显升高。市面上大部分感冒药的作用原理就是降低前列腺素水平。

而大量研究表明，刮痧通过刺激人体的穴位，也能够起到降低体内前列腺素含量的效果。

此外，感冒时患者怕冷、背紧，是因为此时皮肤下血管收缩，肌肉收缩痉挛，而刮痧能够直接使皮肤下的血管扩张开来，同时让肌肉迅速放松，其起效速度往往是感冒药都望尘莫及的。

其实，刮痧不用生姜水，使用普通的温水或润滑油也可以，但如果加上生姜水效果会更佳。

生姜具有解表散寒、抗炎、止痛的药效作用，与感冒药本身有类似的效果。采用生姜水在背部太阳经刮痧，用生姜的药效达到解表祛风散寒效果，刮痧以利风邪外出；双管齐下，疗效当然更好。

但要注意，刮痧这种手法，一定要有适当的力度。如果只是像挠痒痒一样，刮不出痧斑，效果就不明显了。

另外说明一下，在前额处刮痧之所以选择眉毛上端或发际处，原因主要是怕刮出来的痧斑影响面容。但如果得了外感后能够请假在家里休息，也可以直接在前额处刮，一般痧斑在一两天内就会自动消失。

外感后咳嗽，
喝款冬花紫菀冰糖水

症状：外感后咳嗽。

原因：肺热未清。

止咳消炎老偏方

（1）取 10 克款冬花，配上 10 克左右的冰糖，用沸水冲泡后，盖上盖子，闷上 10 分钟左右，每天喝上 2~3 次，1 周为一个疗程。

（2）款冬花 10 克，紫菀 10 克，冰糖 20 克，将款冬花与紫菀用纱布包裹扎紧后，加入冰糖共同加水煎服，2 大碗水小火煎至 1 碗即可，每日 1剂，1 周为一个疗程。

外感往往会引起咳嗽，原理是病毒或细菌入侵呼吸道后，导致咳嗽反射出现。咳嗽的过程会把痰液、病原体排出体外，从而有利于疾病的恢复。

一般来说，引起外感的病毒、细菌等病原体一旦清除，咳嗽自然就会消失。但临床上常常见到这样的情况：外感的其他症状如头痛、发热、流涕等已经完全消失，但咳嗽仍然存在，患者往往表现为干咳无痰，或者仅仅为少量的白痰。

而且患者的咳嗽还有个特点，在闻到刺激气味，吸入冷空气、烟雾等情况下，才会诱发剧烈咳嗽；离开这些刺激后，咳嗽又会消失。这种疾病，在医学上就叫作外感后咳嗽，或者感染后咳嗽。在中医上，又称之为"肺热未清"。

李小姐就是这样一位患者。她因为要赶一个项目，连夜加班。同一个工作组中，刚好有人得了外感，于是她也被传染上了，头痛、低热、身重疲乏、咳嗽、咯痰等外感的症状全都有。

不过吃了感冒药后，两三天基本上就痊愈了。让她奇怪的是，咳嗽却断不了根，走在路上一阵风吹来，都会引起她剧烈地咳嗽，不得不停下脚步，等咳完了才走。回到办公室，空调的风一吹过来，她也会咳嗽个不停。

同事们看她这个样子，笑说李小姐像林黛玉一样，弱不禁风。李小姐听了只好笑笑，以为只是外感还没好透。但一个多星期过去了，她的症状依然没有改善。

这回李小姐不淡定了，从报纸杂志上，她知道外感一般的病程就在1周左右，现在自己却已经有十多天了，照理感冒怎么样都应该好了。同事们提醒她，别不是像林黛玉一样得了结核病，李小姐听了很是害怕，马上去医院拍了胸片，却发现肺部根本没有问题。她听说中医治这类病很有办法，于是就来中医院挂号找到了我。

　　我看了李小姐带来的胸片，又问了她的具体病症，告诉她她得的就是外感后咳嗽，这种病实际上是外邪入侵呼吸道的后遗症。

　　其原理是呼吸道处于过敏状态，医学上的专业名词为"气道高反应性"。如何理解这种现象呢？有一句成语叫作"一朝被蛇咬，十年怕井绳"，这实际上就是一种"过敏""高反应性"。

　　举个例子，美国在"9·11"事件后，很长一段时间，不管是警察还是公众，总是处在高度紧张的状态；尤其在机场这种敏感区域，稍有异常，就会引起高度戒备，也时常发生反应过激的事情。这也是一种"过敏""高反应性"。

　　"9·11"后美国的过度敏感我们很好理解，与此同理，我们就不难明白外感后为什么也会存在"过敏"。细菌、病毒（相当于"恐怖分子"）侵入了咽、喉、气管等部位，在这些地方，人体的免疫细胞跟这些外敌进行了殊死的搏斗，终于把它们完全歼灭了；也就是说，外感已经治好。

　　虽然外敌已经清除，但呼吸道处的免疫细胞、咽喉处的神经感受器细胞却还是如临大敌，处于高度警惕状态，会对本来正常的事物也做出过度的反应。比如吸一口凉风进来，本来正常情况下不算个事；但在"过敏"的状态下，这口凉风也会被视作"恐怖活动"，引发剧烈的咳嗽，以期望通过剧烈的咳嗽，把这口凉气给快点咳出去。

　　李小姐听我解释完，笑着问我应该怎样处理这个气道高反应性。我给她写了个方子，取10克款冬花，配上10克左右的冰糖，用沸水冲泡后，盖上盖子，闷上10分钟左右，每天喝上2~3次，1周左右就能好转。

　　如果不嫌麻烦的话，则可以用下面这个方子：款冬花10克，紫菀10

克，冰糖 20 克，将款冬花与紫菀用纱布包裹扎紧后，加入冰糖共同加水煎服，2 大碗水小火煎至 1 碗即可，每日 1 剂，1 周为一个疗程。

款冬花，又名冬花，是菊科多年生草本植物款冬的花蕾。款冬花早被古人发现有止咳的功效，唐代有位著名诗人张籍，一次外感后出现了咳嗽，久久不能治愈，一位僧人介绍他用款冬花这个方子，他让家人采来款冬花，煎服几次后，咳嗽很快就消失了。

于是他高兴地写下了一首诗："僧房逢着款冬花，出寺吟行日已斜。十二街中春雪遍，马蹄今去入谁家。"以作为自己用款冬花治愈咳嗽的纪念。

现代药理研究证实，款冬花有确定的止咳、抗过敏、消炎、祛痰的功效，所以单用款冬花泡茶饮用，已经能够有效对抗外感后咳嗽。

如果将款冬花与紫菀相配合的话，效果则更佳。《本草纲目》款冬花条目下记载："得紫菀良"，紫菀条目下指出"款冬为之使"，《备急千金要方》《太平圣惠方》等大量古代医籍中，也均有款冬花与紫菀配伍使用的记载。所以我建议李小姐如果有时间的话，采用第二个方子会更好。

我还专门提醒李小姐，款冬花在泡茶饮用时，最好采用那种有金属滤网的茶杯或茶壶来泡，否则泡出来的茶可能会漂浮着许多款冬花的碎屑，影响饮用。用款冬花、紫菀煎煮时，之所以要用纱布包裹起来，也是这个道理。

李小姐回家后，按照我介绍的方子如法炮制。3 天后她回来复诊，说咳嗽已经明显减轻，吹冷风时症状也不像先前厉害了。我让她再使用几天，巩固疗效。后来李小姐没再来复诊，想来已经痊愈了。

摩鼻、洗鼻，防治反复外感

症状：反复外感。

原因：体质差、免疫力低下。

增强免疫力老偏方

先按摩整个鼻子、鼻周，再配合盐水清洗鼻腔。

洗鼻方法：倒满一杯温热的清水，放一点盐，比例大概是 2 克盐（大约 2/3 调味小勺），加温水 100 毫升，然后用以鼻吸气的方法来洗鼻。

外感是常见病，治起来虽然不困难，但每个人都很关心如何减少外感的发病率。

有位患者因为体质比较差，经常感冒，三天两头发热头痛，于是专门向我请教预防外感之道。我告诉他最好的办法就是增强身体的免疫力。

增强免疫力不是吃补品，而是去运动，比如每日跑步。但这位患者说自己懒惯了，不爱跑步，刚退休时买的跑步机还放在家里，也没用上几天。

听他这么一说，我索性告诉他一个懒办法：摩鼻加洗鼻法。

摩鼻，就是按摩鼻子以及鼻周。用食指和拇指先按着鼻梁的上端，以此为起点从上往下揉搓，注意要搓到鼻翼的部位，反复揉搓，到局部发热为止。然后按鼻周，用两根食指分别压住鼻唇沟，从上往下反复揉搓，到局部发热为止。最后用食指打横，紧挨着鼻孔，从左到右或从右到左反复揉搓，到局部发热为止。

需要注意的是，在揉的时候食指一定要紧挨着鼻孔，这样嘴唇和鼻翼都可以揉到，一举两得。另外，如果患者担心手指会磨损皮肤的话，可把石蜡油或婴儿油之类的油性物质涂在手指上，以减少摩擦时的阻力。

洗鼻是指用盐水来洗。先倒满一杯温热的清水，放一点盐，比例大概是 1：50。等盐溶化后把鼻子凑上去，让两个鼻孔浸泡在水里，然后吸气、呼气，来回冲洗鼻腔。需要注意的是，吸气的时候要注意控制力度，只需轻轻用力，让盐水能泡住鼻孔就可以了，水蒸气会飘进鼻孔更深的地方，但需防止呛水。

摩鼻和洗鼻这两个方法结合起来使用，为什么能预防外感？我们知道外感病毒侵入人体，首先突破的防线就是鼻子，那里有黏液、鼻黏膜上的纤毛以及免疫细胞，作为防御系统的"三剑客"，它们发挥着重大作用。

黏液是鼻涕的主要成分，能像胶水一样黏住病毒；纤毛，就像扫把一样，会不断地向鼻孔外摆动，把黏住病毒的黏液向鼻孔外扫出去；免疫细胞则能分泌抗体，直接杀灭病毒。

说得形象点，病毒一迈进鼻子这道防线，一只脚被黏液黏住动弹不得，然后免疫细胞分泌的抗体就冲上来将它们轻松干掉，最后被纤毛扫地出门。

摩鼻加洗鼻法的目的就是保持并加强"三剑客"的防御功能。按摩鼻子，主要目的是增强鼻子的血液循环，让气血运行通畅，保证"三剑客"的营养供应。洗鼻的目的是通过用浓度为 2% 且有杀菌作用的盐水，冲进鼻腔，帮助免疫细胞杀菌抗敌，同时也可帮助纤毛尽快把病毒冲刷出去；而且通过洗鼻，还给鼻子补充了水分，保证黏液能充足分泌。这样一来，预防普通外感就是小菜一碟了。

这位患者学了我的方法高兴地回去了。半年后他告诉我，自从摩鼻和洗鼻后，以前两周感冒一次的频率已经大大降低了，三四个月都不会有一次了！

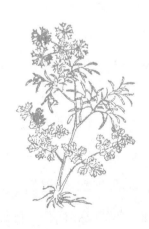

外感咳嗽，自有老偏方来调理

症状：晚上咳嗽，睡不香。
原因：外感风寒导致的咽喉发炎。

防治咳嗽老偏方

（1）喝蜂蜜，徐徐咽下。
（2）口含生姜片。
（3）吃烤橘子。

我小时候曾和外婆住在一起，有一段时间我的身体比较虚弱，经常外感咳嗽，咳起来就没完没了；特别是晚上，咳得所有人都睡不着觉。当时，外婆用了一个偏方来治我的咳嗽：睡前给我喝一勺蜂蜜，要我含着，慢慢地把蜂蜜咽下去。每次用过这一招后，我就能渐渐睡去，咳嗽症状也减轻了很多。

后来我学医了，在文献中发现国外竟然也有用蜂蜜治咳嗽的偏方。美国宾夕法尼亚州的一家医院甚至专门对此做了个研究，招募了一批患外感咳嗽的儿童，给他们的父母分发不同的药袋。有的药袋打开之后是空的，什么药都没有；有的是含有美沙芬成分的感冒镇咳药；有的是蜂蜜。

之后观察孩子们吃不同的药治疗咳嗽的效果，实验的结果出乎所有人的意料——用蜂蜜来止咳的效果最为理想！看来，蜂蜜真是家中宝啊！

蜂蜜黏性大，它会在经过喉咙时覆盖在咽喉发炎的地方并形成一层膜；另外，蜂蜜含糖浓度高，含水分浓度低，是一种高渗透性的溶液，所以水分含量多的病菌就会被渗透，最终脱水死亡。因此，当蜂蜜流过咽喉部位的覆膜时，能对咽喉部位进行消毒、杀菌，并降低炎症反应，使咽喉受损处尽快得到修复。

还有一个含生姜片止咳的偏方可治睡咳。具体方法是：将生姜洗干净，先切去一小块，使生姜有个平面的切口，再切 1~2 毫米厚的薄片，然后将 1~2 片姜含在嘴里腮帮的侧边。

刚开始，嘴里会有麻辣感，不过很快就会适应。一旦嗓子发痒想咳嗽，就用牙齿轻轻咬一下生姜，姜汁马上就和唾液混在一起，慢慢咽下，就能发挥止咳作用。

一般情况下，咳嗽是因为受了风寒引发，生姜性味辛辣，能散发寒气。现代研究发现，生姜里含有姜黄素，有抑制炎症反应、抗过敏的作用，对于咽喉发炎、咽喉过敏以及发痒咳嗽的症状都有很好的疗效。

此外，烤橘子这个偏方也值得一试。首先要把橘子洗净晾干，然后靠近炉火，不断翻动，待橘皮变干微焦后，稍冷即食。

这个偏方看起来会令人觉得奇怪，说白了其实也很简单。大家都知道陈皮这味药具有化痰止咳的显著效果，陈皮就是由新鲜橘皮炮制而成，而且越陈越佳。新鲜橘皮通过火烤后，相当于鲜橘皮在火的作用下快速变成了陈皮，所以对付外感咳嗽有不错的效果。

常喝西洋菜猪骨汤，肺功能强

症状： 空气差引起的咳嗽。
原因： 肺热、肺功能差。

清热润肺老偏方

（1）取猪骨适量，将猪骨洗净后煲汤，煲好后把洗干净的西洋菜放在汤里烫熟即可。每周吃2~5次。

（2）取嫩母鸡肉100克，党参、黄芪、香菇各30克，加入生姜、料酒熬汤，用食盐调味后饮用。

当下许多城市雾霾肆虐，考验着每个市民的呼吸系统，对肺部的考验尤甚。雾霾的主要成分是二氧化硫、氮氧化物以及可吸入颗粒物。偶尔外出吸进一点影响不大，但若长时间在外活动，把这些有害物质吸入呼吸道，时间久了，就可能对身体健康造成一定的影响。

平时经常出去晨跑的汪伯伯，由于最近雾霾严重而不得不待在家里，有时候出去买菜都要戴口罩。汪伯伯年纪大了，肺功能一向不太好，很担心那些有害物质会损伤肺部。

我知道了他的情况后，叫他别太担心，平时可以吃点养肺的食物。得知汪伯伯最近口中常有黄痰并伴有轻微咳嗽，我建议他多吃点西洋菜。

西洋菜味甘、微苦，性寒，入肺经、膀胱经，具有清燥润肺、化痰止咳、利尿等功效。

广东这边的人很爱吃这种菜，认为西洋菜是一种能润肺止咳、益脑健身的保健蔬菜，常用西洋菜与猪肺熬汤饮用，清热润肺的效果非常好。西方人也爱吃西洋菜，古罗马人就用西洋菜治疗脱发和坏血病；而在伊朗，人们认为西洋菜是一种极好的儿童食物。

西洋菜猪骨汤的做法很简单，将猪骨煲好汤以后，把洗干净的西洋菜在汤里烫熟就能吃。常吃西洋菜不但能降燥、清肺热，还有解油腻的功效，平时吃惯大鱼大肉的人，都可常喝这道汤。

中医认为，"肺属金，在色为白"，所以平时多吃白色食物如百合、雪梨、蘑菇、银耳、萝卜等，都可生津润燥、清热化痰，能为肺排毒，增强肺的抗毒能力。

当然，这些清肺、润肺的东西大多性寒凉，体质虚寒的中老年人不能吃太多，平时应多吃山药、莲藕等补脾养胃、补肺的东西，肺气虚的人还可常吃黄芪补气。

参芪冬菇鸡肉汤就不错，做法是这样的：取嫩母鸡肉 100 克，党参、黄芪、香菇各 30 克，加入生姜、料酒、食盐调味，熬汤饮用。

这款汤可补中益气、和脾胃，有助于改善不良天气引起的胸闷气短、乏力等症状。在雾霾天常喝这道汤，有助于加强肺的排毒功能，很适合免疫力低下、经常出现呼吸道感染的人服用。冬天天气寒冷时，更适合服用这款汤。

经常进行户外活动的人，还可常吃黑木耳和猪血。猪血又叫猪红，不少人都知道它有清除人体内粉尘的作用，堪称人体污物的"清道夫"。现代医学认为，猪血中的蛋白质经胃酸分解后，可产生一种物质，具有消毒及润肠的作用，这种物质能与进入人体内的粉尘和有害金属微粒起生化反应，将这些有害物质通过排泄带出体外。

我还提醒汪伯伯，养肺应先护鼻。中医说，"肺开窍于鼻"，外出回来后，应尽快用温水或淡盐水洗鼻，可以起到杀菌作用，避免出现呼吸道感染。汪伯伯听了我的方法，如获至宝，高高兴兴地按我说的做。自从他掌握了养肺的秘诀，再也不怕外出了。

最后还要提醒大家，灰暗的雾霾天容易让人精神抑郁，前段时间就有年轻人因为雾霾天自杀了，所以还要注意精神养生。人保持开朗乐观的心态，有助于增强身体的抵抗力。

中医也认为，"忧思伤脾，郁怒伤肝，悲则伤肺"。凡事看开点，不要让坏情绪影响到身体的正常运转，保持身体气机顺畅，使"正气内存，邪不可干"。

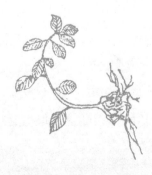

久咳不止，喝鸭肫山药粥

症状： 久咳不止、食欲不佳、大便不成形、双腿酸软无力。

原因： 脾肺两虚、外邪入侵。

补脾止咳老偏方

取鸭肫1个、山药30克、薏米30克、大米50克，将鸭肫洗净、切片，再将诸料一起放入锅内，加水煮粥食用。每日1次，2周为一个疗程。

一般人得了外感都会咳嗽，往往一个星期左右就能好，但有些患者却不是这样。黄阿姨几个月前因受凉感冒了，出现了头痛、咳嗽、鼻塞、流涕等症状。服了感冒药、化痰药后症状缓解，但仍然还有咳嗽。又服用多种抗生素，可咳嗽仍没消失。后来，她听有位朋友说我治好过一些疑难肺病，于是就专门坐了2小时的车来我门诊看病。

初见黄阿姨时，她的样子很憔悴，还不停地轻声咳嗽。她说已经咳了几个月了，痰多质稀，每当遇到冷空气或刺激性气味后加重，喉咙很痒，双腿肌肉酸软无力，食欲也不佳，吃完后总会腹胀，睡眠还可以，每天大便三四次，却不成形，小便倒是正常的。

黄阿姨说已长期服用多种中西医药物，不想再服用药物，希望我给她用些食疗方，因此我向她推荐了一个方子：取鸭肫 1 个、山药 30 克、薏米 30 克、大米 50 克，将鸭肫洗净、切片，再将诸料一起放入锅内，加水煮粥食用。每日 1 次，2 周为一个疗程。

黄阿姨服用了上述方子，两周后复诊说咳嗽已经明显减少了，几乎无痰，喉咙也不太痒了，慢慢开始有点胃口，食后再也不会出现腹胀不适，大便每天 1 次，成形，明显好转。她继续服用 1 周后，基本痊愈。

从中医的角度看来，黄阿姨的症状属于肺脾两虚的证型。患者刚开始感染外邪时，肺气与外邪相争，但始终未能把外邪完全清除出去，结果正气与外邪，谁也不能占上风，打起了"持久战"。

久而久之，患者的肺气亏损自然不必说，脾气也同样受到损伤，这从患者食欲欠佳、食后腹胀、每天大便三四次且不成形这几个症状就可以看出。至于双腿肌肉酸软，同样也是脾虚的特征，因为脾主肌肉，脾虚则肌肉失去濡养，自然酸软无力。

对于这样的患者，培土生金，就是一个理想的临床思路。从中医五行理论来看，脾胃属土，肺属金；土为母，金为子，母荣则子荣。因此，补脾气，则能生肺气。

脾主管运化，肺主管呼吸，脾传输饮食水谷的精气，向上输送到肺，与肺吸入的气结合，变化而成宗气，所以有"肺为主气之枢，脾为生气之源"的说法。两者相辅相成，彼此影响，这就是脾助肺益气的作用。

　　脾气健旺，则肺气充足；脾脏生血，阴血充盈，则可濡养滋润肺阴，达到肺之阴阳平衡。另一方面，脾运化水湿的功能又需借助肺气的宣发与肃降。

　　《黄帝内经·素问·经脉别论》中记载："饮入于胃，游溢精气，上输于脾，脾气散精，上归于肺，通调水道，下输膀胱，水精四布，五经并行。"意思就是说人体的水液，由脾气上输到肺，通过肺的宣发肃降作用而布散周身及下输到肾或膀胱。

　　培土生金法在中医治疗慢性咳嗽中具有理想的效果。早在汉代，医圣张仲景的黄芪建中汤治疗肺虚损不足，可谓甘温培土生金法的开端。李东垣认为"脾胃一虚，肺气先绝"，创健脾益气之法充实了"培土生金"的内容。李士材也说："脾有生肺之能……土旺而生金，勿拘于保肺。"

　　鸭肫山药粥其实主要是补脾之品，用来治疗咳嗽，是取"培土生金"之义。鸭肫，即鸭胃，它与中医的"鸡内金"一样，都是补益脾胃之佳品，但从食疗上来说，一般取鸭肫口味更佳。

　　山药是补脾益气之佳品，据史料记载，早在公元前700多年，各诸侯就把它当作贡品，进贡给周王室。现代药理研究发现，山药对于增强人体的免疫系统功能有确定作用，这也证明了它"补正气"的效果。

　　至于薏米，同样也曾是贡品，据记载乾隆皇帝很爱吃用薏米做的八仙糕。薏米归脾、胃、肺经，具有利水渗湿、健脾补益之效。现代药理研究更发现，它具有一定的抗病毒作用，在皮肤科经常会使用薏米治疗扁平疣、传染性软疣和寻常疣等病毒性皮肤病。显然，对于慢性咳嗽来说，薏米这个抗外邪的作用，也是非常有益的。

有老慢支病史，
用款冬花润肺止咳

症状： 慢性支气管炎引起的咳嗽、喘息、呼吸困难。

原因： 肺气虚弱，外邪入侵。

润肺止咳老偏方

取款冬花 10 克，冰糖 15 克。将两样材料一同放入锅内，加水适量，煎煮 20 分钟，去药渣，饮糖水。每天 1 剂，分 2~3 次服用，连服 3~5 天。

家住广州白云区的林大叔是我父亲的朋友，前段时间，他看了新闻报道，说广州番禺区有个八十岁的老人家感染了禽流感，这位老人有十多年慢性支气管炎病史。

林大叔有点担心，他自己就患有老慢支十多年了，真怕自己也成为禽流感高危人群，原本早已放弃治疗的他，又开始重视起这个病来。

慢性支气管炎是指气管、支气管黏膜及其周围组织的慢性非特异性炎症，属于传统医学"咳嗽""喘证"的范畴，以老年人居多，临床以咳嗽、咳痰或伴有喘息、呼吸困难为主要表现。每年发病持续三个月，连续两年或两年以上。

冬季是慢性支气管炎的高发季节，林大叔的老慢支就经常在寒冷的天气发病，于是，他就打电话给我父亲，拜托我给他开个中药方。

父亲跟我提起这件事，我马上打电话过去，仔细地询问了林大叔的情况后，得知他一直用抗生素来对付这个病。我劝他以后少用抗生素，因为慢性支气管炎患者若不适当地使用抗生素，不但不能治愈，还可能产生如肝肾损害、体内菌群失调、药物相互作用、耐药性等副作用。

中医认为，这个病在急性发作期大多因肺气虚弱，卫外不固，外邪入侵，以致咳嗽反复发作；或因年老体虚，肺脾肾气虚，水津不布，痰饮内停，阻遏于肺，引起长期咳喘。

根据林大叔的描述，他的咳嗽、气喘常遇寒发作，且久咳不愈，治疗应以驱寒、润肺、止咳为原则。

于是我建议他服用款冬花糖水：取款冬花 10 克，冰糖 15 克，将两样材料一同放入锅内，加水适量，煎煮 20 分钟，去药渣，饮糖水。每天 1 剂，分 2~3 次服用。林大叔按我的方子服用了 3 天，咳嗽、多痰的症状就好转了。他再服用两天，基本就不咳了，直说这个方子神奇，问我是什么原理。

款冬花为菊科植物款冬的花蕾，其味辛，性温，有润肺下气、散寒、止咳化痰的作用。《神农本草经》记载，它对"寒束肺经之饮邪喘、嗽最宜"，款冬花"气味虽温，润而不燥，则温热之邪，郁于肺经而不得疏泄者，亦能治之。故外感内伤、寒热虚实的咳嗽，皆可应用"。因此，肺虚久咳不止最为适用。

关于这点，在《药品化义》中也有记载："款冬花，味苦主降，气香主散，一物而两用兼备。故用入肺部，顺肺中之气，又清肺中之血。专治咳逆上气，烦热喘促，痰涎稠黏，涕唾腥臭，为诸证之要剂，如久嗽肺虚，尤不可缺。"

现代研究发现，款冬花提取液可使支气管略扩张，对组织胺引起的痉挛有解痉作用，因此具有止咳、祛痰、平喘的功效。

款冬花常与杏仁、苏子配伍，对咳嗽、哮喘遇冷即发之症特别有疗效，民间还常以款冬花与知母、贝母合用治久咳不止，并有"知母、贝母、款冬花，专治咳嗽一把抓"的谚语。

如果有咳嗽、咽喉干痛、大便干结、久咳不愈的症状，还可加入百合。取百合30~60克、款冬花10~15克、冰糖适量，一同置于砂锅中，煮成糖水，饮水食百合，宜在晚饭后食用。这两种材料配伍，有润肺止咳、下气化痰的功效。

需要提醒的是，服用款冬花以秋冬咳嗽、略见有痰者适宜，对支气管哮喘或痉挛性支气管炎，则药力不及，但可作辅助治疗用。还要注意，慢性支气管炎有多种类型，肺火燔灼、肺气焦满、阴虚劳嗽者都禁用款冬花。

对于肺阴虚引起的慢性支气管炎，伴有五心烦热、口干口渴、大便干结的症状，可试试猪肺川贝炖雪梨。具体方法是：取猪肺250克、川贝10克、雪梨2个（切片）、冰糖少许，一同加水煮沸，转小火熬5小时，吃猪肺、雪梨，喝汤。川贝润肺止咳、化痰平喘，雪梨润肺止咳，猪肺补肺止咳，这个食疗方对于治疗阴虚型的老慢支有一定的效果。

如果是痰浊壅肺型支气管炎，伴有咳嗽痰多、痰白而稀、胸闷、乏力、大便溏薄、舌苔白腻等症状，治疗则应以健脾燥湿、化痰止咳为主。可试试喝柚子鸡肉汤：取柚子 1 个，小母鸡 1 只（约 500 克）。先将柚子去皮，将柚子肉填入鸡膛内，加水少许，隔水蒸熟，食鸡饮汤，每周吃 1~2 次，连吃 3 周。

另外，如果是脾肾阳虚引起的慢性支气管炎，伴有咳嗽、气喘、遇冷咳喘加重、痰稀白、四肢不温、食欲不振、小便清长、舌质淡苔白等症状，治疗应以温补脾肾、止咳定喘为原则，可多吃羊肉、栗子、黑枣、山药等补脾益肾的食物。

防治慢性支气管炎在饮食上还应少吃笋、辣椒、橘皮、咖喱等，有喘息者当少食海味鲜腥，如带鱼、黄鱼、虾、蟹、橡皮鱼等。还要注意少吸烟、少喝酒，吸烟、喝酒等因素会伤及肺，进而形成或加重本病。

据国内外有关研究证明，吸烟与慢性支气管炎的发生有密切关系。吸烟时间越长、烟量越大，患病率也愈高。如长期吸烟损害了呼吸道黏膜，加上微生物反复感染，可导致慢性支气管炎，甚至发展成慢性阻塞性肺气肿或慢性肺心病。因此，老慢支戒烟是必需。

流感时期咽炎发作，
吃昆布（海带）就能治

症状：慢性咽炎，咽喉堵痰。

原因：咽部发炎有痰。

防治慢性咽炎老偏方

取海带干250克，用水浸泡直到全部涨开，然后用刀切成细丝，放到沸水里烫熟，滤干水放入容器中，加入约100克白糖搅匀腌制，2~3天后可食用。每天吃一小碟，20~30克，一般服用2周为一个疗程。

很多人都喜欢吃辣，我一个同学的母亲很爱吃辣，尤其很爱吃煎炸香脆的食物和川菜，这样的习惯有几十年了。但近几年来，她开始有咽部的症状，感觉咽部好像有一块痰堵着，用力咳又咳不出，有时候可以咳出些白色黏痰，就会舒服些，但不久又会难受，时不时还有反胃、干呕等不适。到医院检查，诊断为慢性咽炎。

医生叫她别再吃煎炸、辣的食物，她很听话，改了饮食习惯，并开始服用各种慢性咽炎的药物；也试过中医，每个星期煲好几次中药，但效果一直都不明显。

后来她听说我经常看些疑难病，就来到我的门诊求医。考虑到患者用过各种各样的方子，于是我让她试一个她肯定没用过的方法：海带干。

具体方法：海带干 250 克，用水浸泡直到全部涨开，然后用刀切成细丝，放到沸水里烫熟，滤干水放入容器中，加入约 100 克白糖搅匀腌制，2~3 天后可食用。每天吃一小碟，20~30 克，一般服用 2 周为一个疗程。

她有点怀疑地问，这么简单的食材真能治疗慢性咽炎吗？我笑着说并没有忽悠她。海带是一种美味的食物，同时它也是一种中药，中药名叫作昆布，具有软坚散结、消痰利水的功效。像她这种症状，从中医来看是痰饮滞留于咽部，使用昆布显然是有针对性的。

慢性咽炎虽然常见，但其病因却非常复杂，是外界各种理化因素、生物因素反复损害咽喉黏膜造成的。

例如病毒感染，咽炎患者咽部病毒的检出率为 27%。这些病毒主要为人类疱疹病毒和腺病毒。而像吃煎炸、辛辣食物，过度讲话发声，也都可视为外界因素的损害。

值得注意的是，即使这些外界损害因素消失后，慢性咽炎仍然不能好转，其原因可能与机体的内部免疫功能紊乱、免疫反应过度敏感有关。有研究发现，慢性咽炎患者变应原检测阳性率高达 50%~60%，这提示我们过敏反应因素在慢性咽炎发病中具有重要作用。

从现代药理学分析，海带对慢性咽炎的外因、内因均有一定程度的干预作用。海带具有抗菌、抗病毒的功效，对多种细菌及病毒均有抑制甚至杀灭作用，这可能是由其内含的碘成分所致，比如药理实验研究就发现，海带对于疱疹病毒、腺病毒有抑制病毒 DNA 复制的作用。

同时，海带还有影响人体免疫器官、调节人体免疫功能异常，以及消炎之效。比如临床中，静脉输液患者往往会在输液位置出现肿胀、疼痛不适，这时候有一个办法就是用海带湿敷局部，能够起到迅速消肿、止痛之效。

同学的母亲听明白了，回去后服用 2 周后复诊，说服用 5 天左右，咽部症状已开始减轻，现在咽部痰阻感很轻微，基本没有异常不适感。我嘱咐她以后少吃辛辣食物，清淡饮食，多喝水，多吃海带，至今她的慢性咽炎都没有再复发。

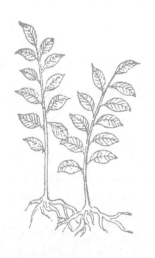

经常气喘，
服蛤蚧粥或蜂蜜蛤蚧粉

症状：老慢支、哮喘引起的反复气喘。
原因：肺气亏虚、肾气亏虚。

防治气喘老偏方

取干蛤蚧1只、大米100克、生姜数片、大枣数枚，可另加适当调味料。蛤蚧洗净用清水浸泡10分钟后，放入锅内，水煎后，再加其余物料煮粥服食。

5年前，陈大伯开始反复出现气喘，每行走约20分钟即出现气喘气促，需要坐下来休息，多次住院，排除心脏病，诊断为慢性支气管炎、肺气肿及合并哮喘。中药西药都吃了很长时间，但病情仍渐渐加重，近几个月发展成为行走约数百米即开始气喘，休息后缓解，但隔1米开外仍可听到粗重的气喘音。

此外，陈大伯的病还有一个特点，就是一憋尿就会气喘，排尿后就能缓解。有一次他坐儿子的车出门，路上想小便，却没有找到公共厕所，只好憋尿，结果在憋尿时出现明显气喘，儿子只好马上停车，让他下车在路边小解，这样症状才消失。从此以后，陈大伯再也不敢坐车出远门了。

后来，陈大伯的儿子带他来我这里就诊，我最初给他用中药、针灸等方法，效果都不是很理想。后来，我建议他用一个食补的偏方，就是吃蛤蚧粥。

具体方法：取干蛤蚧1只（中药店可买到）洗净，用清水浸泡10分钟，放入锅内水煎，然后加入大米100克、生姜数片、大枣数枚和适当调味料。蛤蚧气味较腥，如果煮粥，加入生姜、大枣有助于去味。

蛤蚧除了煮粥的做法外，还有另一种吃法：将干蛤蚧研磨成细末，每次用2克，加入蜂蜜，用温开水冲服，每日1~2次。与蛤蚧粥相比，用粉末冲服配上蜂蜜，操作更为简单，更易接受。一般1个月为一个疗程，可服用1~3个月。

虚性气喘，简称虚喘，从中医理论看来，虚喘与肺、肾两脏密切相关。比如这位患者，长期的气喘，耗伤肺气，肺气必虚；而老年人本身肾气亏虚，肾主纳气，肾虚则不能纳气，气机上逆，就会气喘发作。

这个患者还有憋尿时会诱发气喘的特点，要知道尿与肾是紧密相关，这一点更证明了患者的肾虚证候。

对现代人来说，蛤蚧可能有些陌生。其实这是一种很常见也很传统的中药。蛤蚧是一种壁虎科动物，药用部位是去内脏的全体。此品主要产自广西、云南、贵州等地，味咸、性平，归肺、肾经，具有补肺益肾、纳气定喘、助阳益精的功效。

将蛤蚧用于治疗虚喘，正好能够起到补肺、肾，治虚喘之效。长期的临床实践发现，对于病程很久的虚性气喘，蛤蚧粥和蛤蚧粉往往有意想不到的效果。

现代药理研究亦揭示了蛤蚧治喘的部分原理，证实其能够调节体内细胞因子，比如有一种血小板活化因子（PAF）是哮喘的重要介质，这种因子在体内升高时，即会引发剧烈的气喘，而蛤蚧恰能抑制、降低血小板活化因子水平，从而达到抑制哮喘反应的效果。

陈大伯服用了 1 个多月后，再来复诊时说这个方法还挺有效，气喘已明显好转，静坐时气喘音很小，行走 1 千米路程才有气喘症状。我叫他继续服用。又服用 1 个月，走路时基本不会有症状，憋尿时诱发气喘的症状也完全消失了。

有一点要注意，处理蛤蚧时要保留尾部。古代的医家就在文献中强调，"力在尾，尾不全者无效"（《海药本草》）。

现代药理研究对蛤蚧身体和蛤蚧尾的化学成分分别做了研究，证实蛤蚧尾中锌、铁含量高于蛤蚧体，尤其是锌含量高达 42 倍；同时还证实，蛤蚧尾中 8 种必需氨基酸含量高于蛤蚧体。这说明蛤蚧含有的化学成分较集中于尾部，这也说明了古人的洞见是有一定的科学依据的。

神穴贴药末，远离呼吸道疾病

症状： 鼻炎、咽喉炎、支气管炎等呼吸道疾病反复发作。

原因： 肺气不足、外感寒邪。

防治呼吸道疾病老偏方

取白芥子、细辛、甘遂、延胡索按4：4：1：1的比例共研细末，备用。取药末10克，以新鲜榨取的生姜汁调和成糊状，用勺子取1小勺糊状药物，放在胶布上，贴在背部的双侧肺俞、脾俞、肾俞穴位处，一般贴5~10分钟即感发热，可于1小时后，再将胶布、药物拔除，并将皮肤上的残留药物擦净。如果贴药期间自觉穴位处过于发烫，可提前将胶布及药物拔除，以免皮肤烫伤。

一场秋雨一场寒，秋季气候多变，每年这个时候，都有不少中老年人患上呼吸道疾病。

记得去年秋天，一位老伯在女儿的陪同下来找我看病，这位老伯患有多年的呼吸道疾病，鼻炎、咽喉炎、支气管炎、外感经常发作，平均每个月有一半以上的时间都不舒服。不是鼻炎犯了流鼻涕，就是咳嗽咯痰，要么就是喉咙痛、头痛发热。

我给老伯把脉时，发现他的肺气很弱，具体表现是他的右手"寸"脉处非常虚弱，几乎无法触及脉搏跳动。再问一下他的症状，他发病时如果有咳嗽咯痰，一般痰是清稀色白的；咳嗽的声音很小，有气无力一样；经常觉得神疲体倦、少气懒言，说话声音也很小，经常还有些气喘、胸闷，这些都是肺气虚的表现。

他女儿介绍说，她老爸其实挺在意自己的身体的，经常煲些黄芪、党参之类的补品来吃，儿女们也很孝顺，什么野山参、冬虫夏草等名贵补药，都给他买过，但就是没什么改善。

看来王老伯对药补、食补都不敏感，于是我建议他采用外治疗法——天灸治疗。

天灸疗法最早文字记载见于南北朝，它是不用火，不用艾，是用中草药研成粉末贴于穴位上，而达到灸治效果的一种方法。天灸疗法又名为自灸、冷灸，也称"药物发疱"或"敷贴发疱"。

明朝李时珍的《本草纲目》、清初张璐的《张氏医通》，均较为系统地介绍了用天灸疗法治疗哮喘、疟疾等呼吸道疾病。

长期反复患呼吸道疾病的患者，由于久病所伤，肺气一般都很虚弱，如果会诊脉的话，一摸脉就能发现。肺气虚弱一般使用药补、食补就有效果，但临床上也往往见到对药补、食补均反应不敏感的，这时候就可以用天灸疗法。

那么具体要怎么治疗呢？很简单，在几个重要穴位贴上药末就行了。首先，将白芥子、细辛、甘遂、延胡索按4：4：1：1的比例共研细末，备用。然后取药末10克，以新鲜榨取的生姜汁调和成糊状，用勺子取1小勺糊状药物（体积约1立方厘米即可），放在胶布上，贴在背部的双侧肺俞（第三胸椎棘突旁开1.5寸）、脾俞（第十一胸椎棘突旁开1.5寸）、肾俞穴（第二腰椎棘突旁开1.5寸）处。

一般贴5~10分钟后即可感到穴位处有发热感，这是正常现象，一般可于1小时后，再将胶布、药物拔除，并将皮肤上的残留药物擦净。但如果贴药期间自觉穴位处过于发烫，也可提前将胶布及药物拔除，以免发生皮肤烫伤。以上治疗7~10天1次，1个月为一个疗程，一般进行三个疗程。

目前全国各地医院使用的天灸药物处方有多种，本义介绍的处方来自《张氏医通》里的记载，也是临床上最广泛使用的处方。

在《张氏医通》中原文里，还记载应该同时加入少量麝香，但麝香价格甚为昂贵，现代一般都会去掉麝香，只保留其余四味药。

方中白芥子利气豁痰，温中散寒，通络；细辛祛风，散寒，开窍；甘遂泻水积，破积聚；延胡索活血，散瘀，理气；生姜发表，散寒，开痰。诸药合用，共同起到温肺行气的功效。而现代大量药理学研究则显示，天灸治疗能够对免疫系统的活性、功能产生积极的调节作用，从而达到"温补肺气"之功。

老伯听明白了这个方法，回去使用2个月后回来复诊，说近期症状改善明显，人变精神了，鼻炎、外感发作频率均减少，近期未发作过支气管炎，说话也比以前大声了。

我又给他把脉看看，发现他的肺脉已明显改善，摸起来感到有力了，与之前难以触及有很明显的区别。我嘱咐他继续使用，数月后他打电话给我说，已经有几个月没有发作过呼吸道疾病了。

其实，传统的天灸，强调在特定时节，即夏季或冬季进行治疗，一般夏季三伏天时节治疗 3~5 次，冬季三九天时节治疗 3 次，以达到冬病夏治，夏病冬治的效果。

不过，本文介绍的天灸疗法，与传统的天灸有点不同，不需要强调特定时节，而是强调次数更多，一般需要 3 个月左右。这是有临床研究数据所支持的，有学者专门对在夏季、冬季进行天灸的患者，与在春季、秋季进行天灸的患者进行疗效比较，发现二者并无明显差异。

另外，也有研究发现，天灸的疗效与治疗次数有正相关性，即连续治疗次数越多，效果越佳。我自己在临床实践上也发现，能够坚持进行数月天灸治疗的患者，疗效明显要优于只在夏天、冬天治疗几次的患者。

最后值得注意的是，使用上述方法，贴药后皮肤一般会出现局部红晕，这属正常现象；如有瘙痒感难以忍受，可以外涂些皮炎平等消炎软膏以对症处理。

如贴药时间过长，会引起局部水疱，这也不必担心，因为传统的天灸治疗本就要求在局部产生水疱，只是现代人对此难以接受，所以一般不要求达到此目标，只以局部皮肤发热、红晕即可。

要是有水疱，代表疗效更佳，此时注意不要抓破，待其自行吸收就可以了。只要保护好水疱，不挠破抓破，就不用担心皮肤感染。如果水疱引起的疼痛瘙痒症状实在难受，外抹烫伤软膏对症处理一下就可以了。

久咳不止，
喝三子养亲汤效果好

症状： 久咳不止、哮喘、慢性支气管炎。

原因： 气虚、呼吸系统有炎症。

祛痰止咳老偏方

取苏子、白芥子、莱菔子各10克，研成细末后调蜜服用，每日早晨服用1次。或将以上三味药用纱布包起，加水煮沸后饮用，每天1次，10天为一个疗程，一般可连服1~3个疗程。

朋友老樊的岳母，这两三个月来犯了咳嗽病，喉咙中有痰却咳不出来，买了抗生素、止咳露等吃了很多天，效果很不理想，一停药马上就犯病，只好去看医生。

医生很快找出了久咳不止的病因，原来她的咳嗽并不是普通的外感风寒引起的，而是支气管哮喘的一个分型，叫作"咳嗽变异型哮喘"。

医生让老人家吸入激素治疗。老人家一听，心理上很抵制。老樊只好问我有没有中医调理的办法。

我帮老人家看过舌脉，给她开了个简单的方子：取苏子、白芥子、莱菔子各 10 克，研成细末后调蜜服用，每日早晨服用一次。或将以上三味药用纱布或布袋装起，加水煮沸后饮用，每天一次，10 天为一个疗程。

这个纯中药的方子，老人家一看就很喜欢，回去后服用了三四天，咳嗽明显好转；又坚持服用两个星期，几个月以来的咳嗽病就完全消失了。

朋友觉得不可思议，这几颗不起眼的"种子"怎么会有这么好的效果呢？我告诉他不要小看这个方子，它可是中医的名方，叫作"三子养亲方"。

三子，指的就是苏子、白芥子、莱菔子，"养亲"意思是说这个方子主要适用于老人家。"三子养亲方"也可以理解为三位孝顺的子女给父母提供的一个滋养的方子，很有温馨的意境。

这个方子出自明代的《韩氏医通》。方中白芥子除痰，紫苏子行气，莱菔子消食，都属于行气豁痰之药；气行则火降而痰消，从而达到治疗效果。

现代研究通过大量的实验证明，这个方子确实具有镇咳、祛痰、平喘、抗炎的作用，因此临床上常用于治疗久咳不止、哮喘、慢性支气管炎等肺部疾病，疗效比较令人满意。

使用这个方子时，要注意"养亲"二字的含义，也就是说，此方主要用于老年人。为什么古人会强调此方适用于老年人呢？古书中没有加以详细解释，只是说此方"性主疏泄，能耗气伤正"。

现代药理学研究则发现了个中奥妙：原来这个方子有个副作用，会抑制人体胸腺的发育。胸腺是人体重要的免疫器官，它在人出生后不断发育，到了青春期时发育至最高峰，然后开始慢慢退化、萎缩，到 60 岁左右就基本退化完了。

因此，三子养亲汤对于 60 岁左右的老年人是可以放心使用的，不用担心这个方子的副作用，但对于小孩、年轻人就另当别论了。如果实在要使用的话，建议疗程应在 3 周以内，不要过长，亦不要过于频繁地使用，以免副作用过大。

而且，由于三子养亲汤"性主疏泄，能耗气伤正"，因此这个方子一般用于实证，也就是人体正气尚旺的时候最为适合。倘若患者体质过虚，这时候使用三子养亲方就不太相宜了。

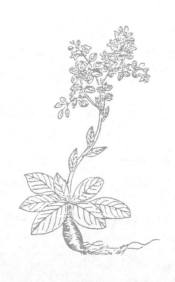

吹泡泡，老慢支标本兼调

症状： 慢性支气管炎、肺气肿。
原因： 肺气虚、胸部呼吸肌力量不足。

老慢支调治老偏方

平躺身体，把左手放在胸前，右手放在腹部，合上嘴，用鼻子慢慢深吸气，同时收缩腹部的肌肉，挺起肚皮，想象着把空气吸进肚子，吸完气后用口呼出。

有一天，有位老同学打电话找我，说她姑姑在西北老家，60多岁，早年是个"大烟枪"，后来得了慢性支气管炎，再往后就是肺气肿了。她现在的状况很不乐观，走几步就喘大气，每天只能待在家里吸氧气袋。

老同学想让他姑姑到我这来看病，但路途太远，他姑姑这个病情也没法长时间乘坐交通工具，问我有没有什么办法能够帮助她一下。

我问清楚老人家的心脏没有问题，确实只是慢性支气管炎和肺气肿的毛病，便推荐给她一个偏方"吹泡泡"。

这个偏方的正式名称叫作"缩唇式腹式呼吸训练"，具体步骤如下：

患者可以采取站立、坐立或平躺的姿势，把左手按在胸前（目的是提示自己尽量不要用胸部来呼吸），右手放在腹部（目的是提示自己尽量用腹部来呼吸），然后把嘴合上，用鼻子慢慢深吸气，吸气时要收缩腹部的肌肉，把肚皮挺起来，想象把空气给吸进肚子里。吸完气后，再用口慢慢把气呼出，还是用腹部肌肉发力，把刚挺起的肚子收回去。

注意呼气时把口唇并拢，留个小缝，像鱼口一样，所以这套动作的别名叫作"吹泡泡"。

做这些呼吸动作时应尽量缓慢，尽可能地多吸些气，也要尽可能地把肺里的气全吐出去。每分钟呼吸 7~8 次最好，但也不要为了达到这个目标而强行憋气，以舒服为度即可。这个方法每天至少做三次，每次 15 分钟左右。如此坚持 1 个月，便可见效。

慢性支气管炎、肺气肿是很麻烦的病。患者肺里的气管长期受到炎症的破坏，缩窄了很多。呼气时很多废气排不干净，仍然在肺里占着位置，导致新鲜空气无法进入，所以很多慢性支气管炎、肺气肿的患者走动多了就会觉得"不够气"。使用支气管扩张药物或者每天吸高浓度氧，可以起到缓解的作用，但患者要长期使用，且不能治本。

我推荐的"吹泡泡"锻炼具有标本兼治的功效。"治标"就是迅速改变患者"不够气"的状态。用"吹泡泡"的方式吸气，关键在于腹部深吸气，借助腹部的肌肉，把尽量多的新鲜空气给吸进来。呼气时，则尽量把肺里面的废气排出，留出充裕的空间。

"治本"有两层意思：一是让患者改变自己的呼吸方式，养成胸腹联合呼吸的良好习惯。肺气肿患者由于气管狭窄，吸气呼气都需要更大的力量，光靠胸部肌肉是不够的，要联合上腹肌才行。通过"吹泡泡"锻炼，能让患者渐渐养成腹肌、胸肌一起用力呼吸的习惯。

二是强壮胸部呼吸肌，改善肺气肿患者呼吸肌无力的状态。慢性支气管炎、肺气肿的患者往往存在着胸部呼吸肌力量不足的情况。呼吸肌无力，肺里的废气自然难以顺利排出，新鲜空气也无法顺利吸入。而"吹泡泡"能有效锻炼胸部呼吸肌，增强患者的呼吸能力。双管齐下，标本兼治，病情当然就会持续好转了。

我同学听完觉得很有道理，马上转告了她的姑姑，还三天两头打电话回家，督促她姑姑要勤快练习"吹泡泡"，又不定期地向我汇报她姑姑的练习成果。1 个月后，她姑姑可以下楼走一圈啦；3 个月后，她姑姑已经可以逛街，上菜市场买菜了；1 年后，同学的姑姑已经完全脱离了氧气袋，活动自如，看起来和健康的老人没什么两样了。

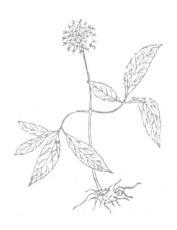

哮喘外治法：盐水洗鼻

症状： 哮喘反复发作、过敏性鼻炎。
原因： 鼻内有炎症、肺气不足。

预防哮喘小偏方

每日用盐水洗鼻至少 1 次，如果空气污浊，还应该加量。

哮喘是临床常见病，发作的时候患者呼吸困难、胸闷或咳嗽。据统计，全世界大概有 1.5 亿哮喘病患者，很多明星大腕都患有哮喘病，比如赵本山、郑秀文、邓丽君、柯受良、谢霆锋等。

随着医学的发展，如今控制哮喘病发作已经容易多了，拿瓶气管扩张剂吸一吸，很快就能平喘止咳。但如何预防哮喘病的发作，目前还是个难题。

现在世界上公认预防哮喘病的有效方法是长期吸入小剂量的激素，这对控制哮喘病发作非常有效，但很多人因为担心激素的副作用，除非迫不得已，不太愿意接受。

我最近接诊了一位五保老人，得哮喘病好几年了，她住在城乡结合部，平常喜欢搬把椅子坐在家门口晒太阳，看着满街跑的小孩子或逗他们玩。有一次她和孩子们玩耍的时候，突然哮喘病发作，"呼呼"地大声喘气，把孩子们吓得大哭。

自此之后，孩子们见到她都躲着走，不敢再接近她了。村民们以为她有什么传染性的怪病，也不准孩子们找她玩，怕她把病传染给孩子。更过分的是，要是见她拿东西给小孩吃，父母还会把孩子狠骂一通。

我很同情老人的遭遇，我想我要尽量治好这位五保老人的病，让她的晚年生活少一些痛苦，多一些温情。我给她检查完，发现她不但有哮喘的毛病，还有过敏性鼻炎，时不时就会鼻子痒和流鼻涕。她自己并不把这些情况当回事，以为只是普通的外感症状。

她经常看电视，也知道一些医学知识，一听我说控制哮喘最好的办法是吸激素，就直摆手。这我能理解，毕竟年纪大了，人老了会骨质疏松，吸激素更容易加重骨质疏松症。比如"非典"时，不少患者因为服用了大量的激素，引起股骨头坏死，所以吸激素治哮喘并不是最好的疗法。

既然老人不想用激素，我就给她介绍了一个既安全又无副作用的偏方：每日在洗脸的时候清洗鼻腔。这个方法很简便，容易长期坚持。

洗鼻子治哮喘是有科学根据的，就中医理论来说，肺开窍于鼻，因此鼻与肺有着密切的联系，即所谓的"肺鼻同治"。现代医学研究发现，80% 以上的哮喘患者同时患有过敏性鼻炎，而过敏性鼻炎患者日后发展为哮喘的概率是正常人的 5 倍。

对有过敏性鼻炎并哮喘的患者使用了治鼻炎的药后，发现不仅控制了鼻炎，哮喘发作的机会也明显下降。所以，医学界才提出过敏性鼻炎和哮喘是"同一个气道，同一个疾病"的治疗理念。

为什么过敏性鼻炎会导致哮喘呢？目前有以下几种解释：一是认为鼻腔存在着哮喘病产生区，鼻腔有炎症时，受刺激会引起神经反射，使气管收缩痉挛，导致哮喘发生。

另外当过敏性鼻炎发作时，鼻腔会有很多鼻涕，阻塞通气，这时人就会不自觉地张口呼吸，结果空气没有经过鼻腔的过滤，空气中的细菌就直接由口腔进入了肺脏，空气中的污染物、过敏原就会直接对气管产生刺激，进而引发哮喘。

另有研究发现，鼻腔内的炎性物质会被吸入，或者流入气管里，导致气管过敏，发生哮喘。采用温盐水清洗鼻腔，目的是及时洗刷鼻子里的鼻涕、炎性物质、脏东西和过敏原。这种方法本身就是治过敏性鼻炎的一个方法，同时也能预防哮喘发作。

这位五保老人每年都会来找我一两次，主要是做体检，看看身体有没有什么问题。我问起她的哮喘和过敏性鼻炎，得知她自从依照我教的方法行事后，两年来只发作过一次，治疗效果非常不错。

老人五更泻，内服四神丸，外敷神阙、命门穴

症状： 天没亮拉肚子、大便稀薄、腰肢酸软。

原因： 肾阳不足。

补肾止泻老偏方

取补骨脂15克、肉豆蔻15克、吴茱萸10克、五味子10克，上述药材加水煎煮，3碗水煎成1碗水，每天晚上服用1次即可。2周为一个疗程。另外，也可到药店买四神丸按说明服用。

白天拉肚子很常见，但是天没亮就拉肚子的老人也不少见。有一次大清早，一位老人在家属的陪同下来找我看病。

这位患者姓冯，七十多岁了，样子看起来有点虚弱无力。原来他有腹泻的毛病几年了，特点是每天黎明时分醒来，肚子里就会咕噜噜串上一阵气，然后隐隐约约地痛起来，不得不去蹲厕所，拉出来的大便稀薄如水，拉完后肚子疼就消失了。这一天里基本上也就不会再去厕所了。他自己曾经吃过好些止泻药，像黄连素、益生菌等都试过，总是不能解

决，听说我经常看些疑难杂症，就过来了。

我马上给老人家诊脉，发现他的肾脉很虚弱，细问之下，发现他还有畏寒肢冷，腰膝酸软的症状。我告诉他，他这种情况在中医叫作"五更泻"，或者叫作"鸡鸣泻"，意思是天亮时鸡叫的时候出现腹泻。

这种腹泻不是由于吃错东西、肠道感染等引起的，如果从西医的角度来说，很难找到明确原因，一般只会下个"胃肠功能紊乱"的诊断，也没有太好的处理方法。

而从中医学角度看，五更泻与肾阳虚有很大关系。多由于久病之后，肾阳受损；或年老体弱，肾气不足，因命门火衰，脾失温煦，运化失职，从而导致泄泻、腹痛。

清代林佩琴在《类证治裁·泄泻》中说："肾中真阳虚而泄泻者，每于五更时，或天将明，即洞泄数次。此由丹田不暖，所以尾闾不固，或先肠鸣，或脐下痛，或经月不止，或暂愈复作，此为肾泄。盖肾为胃关，今肾阳衰，则阴寒甚，故于五更后，阳气未复，即洞泄难忍。"

明代张景岳的《景岳全书·泄泻》中指出："肾为胃之关，开窍于二阴，所以二便之开闭，皆肾脏之所生，今肾中阳气不足，则命门火衰，而阴寒独盛，故于子丑五更之后，当阳气未复，延期盛极之时，即令人洞泄不止也。"

这些先贤名医的观点翻译一下，意思是肾开窍于二阴，肾气控制着大便的排出。在每天凌晨时，人体的阴气开始向阳气转化，此时肾阳气处于最微弱的时候，对大便的控制能力最差，就会导致五更泻泄的发生。

后世医家在临床实践中对肾阳虚导致五更泻的理论进行了发展，认为脾阳虚也同样重要，现在一般的观点均认为，这种病与脾肾阳虚有密切关系。

在治疗上，则有一个名方可以使用，那就是四神丸。这种药在药店里有售，按药品说明书服用即可。不过由于该药利润小，现在不太容易买到。

我叫老人家可以考虑自行配制，具体方法：补骨脂 15 克，肉豆蔻 15 克，吴茱萸 10 克，五味子 10 克，上药加水煎煮，3 碗水煎成 1 碗水，每天晚上服用 1 次即可，2 周为一个疗程。

我又嘱咐老人家，如果同时配合中药穴位贴敷，效果更佳。具体方法：取熟附子、丁香、吴茱萸、胡椒粉、肉桂、小茴香各 10 克，共研细末，每次 8 克，用醋调成糊状，贴敷在腹部的神阙穴（即肚脐）及后腰部第二腰椎棘突下凹陷中的命门穴，上盖敷料块，用胶布固定，每天贴敷时间为 4~6 小时，每天 1 次。

四神丸方中补骨脂是主药，善补命门之火，以温养脾阳；肉豆蔻暖脾涩肠，吴茱萸温中散寒，五味子敛酸固涩。这几味药合用，成为温肾暖脾、固肠止涩的方剂，用来治疗五更泻，临床上多次验证有良效。

再配合敷贴神阙、命门穴，通过以上辛温药粉糊贴敷，可渗透药力刺激以上两穴，更能调动人体的阳气，温煦命门之火，从而温补肾阳，达到止泻的目的。

老人家服用上述方子 1 周后，五更泻开始减少，虽然仍需要起床上厕所，但大便开始渐渐成形；连服 3 周，五更泻消失，人也精神了不少。有此病症的朋友，不妨试试这个偏方，会得到不错的疗效。

第 2 章

让上班族
强身、安心、不焦虑

体质差，吃不香、睡不好，服生地山药枸杞粥

症状：慢性疲劳综合征，食欲不振、浑身乏力、记忆力衰退、失眠烦躁。

原因：肝肾亏虚、免疫力低下。

强身健体老偏方

取生地黄20克，山药、枸杞子各50克，大米100克。将生地黄切碎，山药捣碎，和枸杞子、大米一起放入锅内加水适量煮粥，代早餐食。每天1次，坚持1周；此后可每周服用3~5次，坚持2个月。

有句俗话说："年轻时用身体换钱，老了用钱换身体。"如今，为了生计，忽视健康的人不在少数。许多上班族年纪不大，却早早地像个老人家一样全身是病。

我有个老同学是个典型的工作狂，早些年他还身强体壮，这些年他感到精力衰退，全身无力，行动迟缓，走起路来步态沉重，整天打不起

精神，越来越没干劲。有时候休假，一连休息几天也不见精神恢复。

他感觉到自己的身体状况大不如前，总怀疑自己得了什么重病，上医院检查身体，却没查出什么大毛病，腰椎没问题，也没有关节炎症。那这是怎么回事呢？后来，他上一家大医院找专家看病，给他诊断为慢性疲劳综合征。

这个病在我们国家还算比较新鲜，在国外却已经有一段历史了。

多年前，美国发现了第一宗症状与感冒相似的病例，后来把它正式命名为"慢性疲劳综合征"。慢性疲劳综合征是亚健康状态的一种特殊表现，是以持续或反复发作的严重疲劳为主要特征的症候群，常伴有记忆力减退、食欲不振、腰酸背痛等症状。

在中国，曾有研究机构对深圳、上海、北京、广州等十大城市做过调查，发现白领是慢性疲劳综合征的"高危人群"。各城市人群慢性疲劳综合征发病率在 10%~25%；其中深圳的情况最为严重，发病率高达25.6%，主要集中在科研、金融、新闻、公务员、广告、出租车等行业，其中有些企业的员工发病率竟高达 50% 以上。

慢性疲劳综合征，是由过度工作或运动造成严重疲劳的结果。严重的长期性疲劳，可能是其他病症的征兆。这种强烈的疲劳感如果持续半年或更长时间，患者就很可能同时出现轻微发热、咽喉痛、淋巴结肿大、注意力减退、全身无力等伴随症状。

老同学看了专家，吃了药后，情况还是没有得到实质性的改善，就有放弃治疗的念头。后来，我知道了他的情况，就告诉他，这个病不能不管。要知道，身体长期处于疲劳状态，会造成体内激素代谢失调、神经系统调节功能异常、免疫力降低，感染疾病的概率也会大大增加。

他问我有什么速效药治疗这个病，多少钱他都愿意掏。我笑着告诉他，光吃药对这个病没有太大的效果，最重要的是注意饮食、运动和睡眠；这三项只要有一项不注意，都不利于病情好转。

"四体不勤"已成为现代人的通病，现在的上班族出门依赖交通工具，上下楼靠电梯，上班躲在办公室里坐上一整天，根本没什么机会运动。运动医学专家认为，要想摆脱慢性疲劳综合征，运动是最有效的，因为运动可活动筋骨，使平时较少活动的肌肉得以松弛，消除局部疲劳，缓解压力。

研究还发现，适量运动的人能比完全不进行体力活动的人减少27%的死亡风险；平均每天运动1小时，可延长2小时以上的生命。因此，我劝老同学一定要运动，每天进行至少1小时的体能活动，如爬楼梯、散步或打扫卫生等。

饮食上也要多下点功夫，不妨试试用中医的方法调治，可取得较好的效果。中医认为，慢性疲劳综合征是肝肾亏虚所致。肝藏血，肾藏精，精血可以互相转化。肝肾两虚就是精亏血少，在治疗上应以补肝肾、益精血、强筋骨、固本壮元、综合调理为主。

进一步沟通之后，我发现他平时除了疲乏无力、腰酸背痛之外，还常常上火、失眠、烦躁、盗汗、手心烦热，这是典型的肝肾阴虚症状。

于是我向他推荐了一个偏方，取生地黄20克，山药、枸杞子各50克，大米100克。将生地黄切碎，山药捣碎，和枸杞子、大米一起放入锅内加水适量煮粥，代早餐食。每天1次，坚持1周；此后可每周服用

3~5 次，坚持 2 个月。

这个方子中的生地黄有滋阴清热、凉血补血的功效，可用于热病烦渴、阴虚内热等证。生地黄含有多种氨基酸和铁、锌、锰、铬等多种微量元素，可以强心、利尿，还可以保护肝脏，降低血糖，全面增强机体免疫力。

山药健脾补肾，富含多种营养物质，《本草纲目》称其"补虚羸，除寒热邪气，补中，益气力，长肌肉，强阴，久服耳目聪明，轻身不饥延年"。至于枸杞子，它补肾益精、养肝明目的功效就更好了，是大众常用的保健中药。

需要提醒的是，生地黄性寒而滞，单独服用会损伤脾胃，引起便溏，不过和山药、枸杞子搭配，性质就较为温和，但也不可长期服用。

方中的山药养阴能助湿，湿盛中满或有积滞、实邪者不宜用。山药还有收敛作用，感冒、大便燥结、肠胃积滞时忌用。另外，虽然山药本身很温和，但是因为它含有天然的类雌激素物质，如果女性过量食用，可能会导致子宫内膜增生等症状。

我提醒老同学，食疗时切忌长期依赖单一药方或食物，要选用对自己身体有益的食物综合调养。临床上很多人的症状不是单一的，有的人可能既有肾阴虚又有肾阳虚，平时除了容易上火、喉咙痛，还容易忽冷忽热。

这种情况可能是阴阳两虚，调养时既要吃滋阴补肾的东西，又要多吃滋补肾阳的东西。饮食上要注意清淡、少盐、少油腻，可多摄取黑色食物，如黑芝麻、桑葚、黑豆、黑米以及山药、枸杞子、栗子、猪腰、羊腰、核桃等补肾食物。上火时可用枸杞子泡菊花喝，有滋养肝肾之效。

还要注意一点，在中医学上肝肾是相生的，而肾和脾又息息相关，因此，要多吃养脾胃的食物，如五谷杂粮和蛋白质含量比较高的食物，这样有利于病情好转。

老同学听了我这番话后，当即有了治疗的信心。后来，他专门在家休养了一段时间，使用食疗配合运动的方法来保养自己。再次上班时，他特地告诉我，自己感到神清气爽，浑身疲惫无力的症状一扫而光。

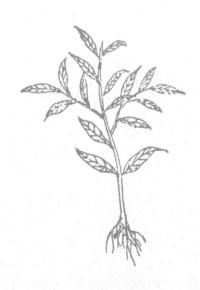

爱犯困、反应迟钝，一刮督脉就有效

症状： 长期困乏、头晕、记忆力差、反应迟钝。

原因： 脏腑亏虚、气血虚弱，免疫力低下。

防治疲劳综合征老偏方

（1）患者取俯卧位，先在背部常规消毒，涂抹润滑油，然后依次推刮督脉、足太阳膀胱经，见痧即止，每周治疗1~2次。

（2）服用中成药"归脾丸"，连服2~4周。

工作时间过长，忙忙碌碌，可以说是现代都市人的日常写照。在这种生活方式下的办公族们，正面临严峻的健康危机，好多人都处于亚健康状态，经常会有疲劳、头疼、反应迟钝、记忆力差等症状，这已然成为当代办公族甩不掉的包袱。

前段时间我遇到一个患者刘女士，她是高三的英语教师，还担任班主任，平时事儿特多。学生面临高考，刘女士工作压力很大，既要让领导、家长满意，又要管好学生，自己还要申报职称，时间真的不够用。

她每晚都熬夜到一两点才睡，时间久了，近半年来她觉得身体越来越差，每天都很疲乏，上课得强打着精神，脑袋反应似乎也变慢了，常常忘事，还经常头痛、颈部及后背酸痛，要吃去痛片才能解除，人也瘦了下来。

一开始她没当回事，直到有一天头痛难忍，吃了三粒去痛片还是觉得不舒服，只好请假休息了半天。她想自己身体肯定出了什么问题，于是第二天专门去医院的体检中心做了个全身检查，却没有什么指标不正常。体检医生告诉她只是疲劳过度，注意休息就行了。

回去后，刘女士的情况并没有改善，她心想，自己肯定是有问题的。同事建议她去看看中医，于是她找到了我的门诊。

我看过她的体检报告，又问了一下她的病情，基本确定她患的是慢性疲劳综合征。这个病可以说是现代病，1987 年才由美国疾病控制中心正式定名，1994 年才算是正式确定下来诊断标准。

诊断标准认为如果体检没有明显的问题，但又存在长期的慢性疲劳半年以上，且有以下症状的四项或以上，就可以认为是慢性疲劳综合征：①注意力或记忆力下降；②咽痛；③颈部或腋下淋巴结肿大、触痛；④肌肉疼痛；⑤无红肿的多关节疼痛；⑥头痛；⑦睡眠质量不佳；⑧运动后肌肉酸痛，疲劳持续超过 24 小时。对照一下这个标准，显然刘女士是完全符合的。

慢性疲劳综合征的发病率很高，尤其在脑力劳动者，比如像刘女士这样的教师群体中非常普遍。多项针对教师群体的调查研究显示，本病的发病率在 60% 以上。

这个病的病因还不是太清楚，现代医学界认为精神过度紧张，病毒感染，免疫功能低下、神经系统功能紊乱、内分泌异常等多种因素，都可能引起该病。

但近年来业界越来越重视精神因素，因为当人体长期处于高度紧张、劳累状态，大脑的神经系统功能就会失调，继而导致内分泌、免疫功能亦发生紊乱，从而出现像刘女士这些症状。但在治疗上，现代医学的办法却不太多。

这个病在中医看来相当于"虚劳病"，也比较复杂，认为它与心、肝、脾、肺、肾等多脏腑均气血虚弱有关。气血虚弱，经络之气就会运行不畅，导致此病多种症状的反复发生，在治疗上应当强调整体调节。

刘女士听我解释完，担心地问我是不是很难治好，我告诉她也不必担心，中医治疗这个病还是有很多办法的，比如刮痧疗法就是一个不错的选择。

具体方法是：患者俯卧位，先在背部常规消毒，涂抹润滑油，然后依次推刮督脉、足太阳膀胱经，见痧即止，每周治疗 1~2 次，一般要坚持治疗四周。

这个方法的原理很简单：督脉为"阳脉之海"，总督一身之阳气，因此在督脉处刮痧进行刺激，就能激发全身的气机；足太阳膀胱经行于背部两侧，心、肝、脾、肺、肾等五脏六腑之腧穴皆行于其上。

要知道"腧穴"的意思就是"脏腑之气灌注之处"，因此在膀胱经上刮痧，就相当于刺激了全身所有脏腑的腧穴，对全身脏腑的精气均有激发、补充之效，对于防治因五脏六腑虚弱导致的慢性疲劳综合征正适合。

现代研究也发现，通过在背部刮痧治疗，能够起到舒缓精神压力、放松肌肉、改善微循环、提升免疫细胞活性、调节内分泌的功效。

而且，由于痧斑一般要数日甚至1周才能消失，在此期间，痧斑会一直刺激督脉、膀胱经，起到持久的治疗作用。大量临床实践已经证明了该疗法的有效性和安全性，完全可以放心使用。

刘女士半信半疑地接受了一次刮痧治疗，在她背上刮出了很多紫黑色的痧斑。十来分钟后治疗结束，她从治疗床上起来，满脸喜色，说原来身上沉重、疲劳的感觉消失了大半，连头脑也清醒了不少。

我又开了些中药给她回去服用，1周后刘女士回来复诊，说过去的1周里整个人神清气爽，精神多了。她在我这里调理了1个月左右，所有慢性疲劳综合征的症状就全部消失了，上班时干劲十足；在当年的高考中，她带的班级在学校取得了最好的成绩。

读者现在对刮痧疗法已经不再陌生，就是用一种光滑扁平的器具（比如牛角刮痧板，在普通的药店、淘宝都可以买到）蘸上润滑液体刨刮患处。如果不想购买，从厨房里拿个搪瓷汤匙，用匙子的边缘来刮痧亦可。

最简单的办法是将1元硬币清洗干净后，用硬币边缘来刮。要注意不要拿其他面值的硬币，因为我比较过，1元硬币的边缘很光滑，其他面额硬币边缘粗糙，刮起来很容易损伤皮肤。

另外，如果想加强疗效的话，最好同时配合中药口服，"归脾丸"是个比较好的选择，很多人都适用。这个药在普通药店里都有卖，它是中医补心脾的一个名药，尽管慢性疲劳综合征与多脏腑亏虚有关，但心、脾是其中很关键的两个。

要知道"脾为后天之本"（后天指"出生后"的意思），且"心主神明"，对于慢性疲劳这个"后天"发生的，由于精神过度紧张引发的疾病，显然是非常适合的。

读者如果找不到中医大夫给你把脉辨证，试试这个归脾丸一般是不会错的。由于这个药有多种包装规格，具体服用时依照说明书即可，我这里就不细说了。

最后值得提醒一下的是：首次接受刮痧者，刮痧时的力度不必强求，以自觉舒适为度。另外，刮痧治疗后，绝大多数患者都会觉得明显舒适，但偶尔也有人刮痧后反而出现头晕不适；如见此症状，则说明刮痧法并不适用，须另寻他法。

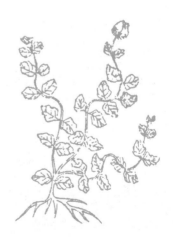

加班过劳了，
赶紧喝西洋参五味茶"充电"

症状： 加班熬夜后身体疲累、没有精神。
原因： 五脏亏虚、气虚。

抗疲劳老偏方
取西洋参5克、五味子5克、枸杞子5克，夜班时加入适量茶叶共同泡水饮用，可酌情加蜂蜜调味。

岁末年终，往往是很多公司冲刺突击的关键时刻。冲指标的冲指标，做总结的做总结，做核算的做核算。本来就已经很忙的上班族为了赶上进度，更是不惜加班加点。这么一来，就会出现各种各样的加班综合征。

有一天我接诊了一位李女士，她是一家大公司的财务，由于工作繁忙，已经连续加班两个星期了。每次加班的时间都很长，很多时候凌晨还在公司，也不乏通宵达旦。

直到有一天，家里人说她脸色苍白，整个人就像"没电"一样，她才意识到自己的身体快要熬不住了。好不容易请同事代班，休息了一天，但好像更累了，毫无恢复精神的迹象，这才决定来看医生。

我观察了她的气色，发现她面带菜青色，整个人看上去很没有精神；再给她把脉，发现李女士的脉象非常虚弱，脉搏几乎难以摸到跳动的感觉。显然，李女士这是疲劳过度，典型的气虚证候。

一般情况下，正常人疲劳后，休息一晚就可以恢复充沛精力。但是加班者的工作时间远远超过了休息时间，过度伤精耗气，又无法通过充足的休息补充回来，隔天起床，还是会感到非常疲倦。

对于这种疲倦，很多人都不会真正重视，就算重视起来去医院专门做体检，抽血化验拍胸片等折腾一阵子，各项理化指标的结果往往都会显示正常。但体检正常，并不代表真的没病，这种情况在中医看来已属于"气虚"之象。

如放任自流，继续长期过度劳累，轻者造成免疫力下降，易感冒发热；严重的话，则容易造成痰湿内生，可能滋生肿瘤疾病。

气虚还容易造成血瘀之象，瘀血阻滞心脉、脑脉，就容易导致心脑血管疾病，近年来各种媒体已经报道了很多位职场精英突然猝死，英年早逝的案例，他们的悲剧，就与长期劳累、过度气虚有关。

李女士听我讲完，很是紧张，说自己这种加班的工作状态，短时间内还摆脱不了，问我该吃什么药来进行调理。

我告诉她不必担心，她这还不算太严重的，可以先用个简单的小偏方应对：取西洋参 5 克、五味子 5 克、枸杞子 5 克，夜班时加入适量茶叶共同泡水饮用，可酌情加蜂蜜调味，每天服用至少 1 次。

从中医阴阳理论角度看，夜晚属于阴，长期熬夜者，由于缺乏睡眠，既伤气，又伤阴，使心、肝、肺、脾、肾五脏均亏损，所以治疗上最好是既补气阴，又调五脏。

方中的西洋参就具有补气养阴的功效，而五味子则起到调五脏之功。西洋参又名花旗参，它的好处很多人都知道，不必细说。但五味子一般人可能不太熟悉，其实它具有悠久的应用历史。

五味子，顾名思义是一种具有辛、甘、酸、苦、咸五种药性的果实，《新修本草》中记载："五味皮肉甘酸，核中辛苦，都有咸味。"因此有五味子之名。古人认为，这种五味俱全的果实，能对心、肝、脾、肺、肾等人体五脏均发挥补益作用。

如早在《神农本草经》里就记载："五味子主益气，补不足，强阴，益精。"晋朝的《抱朴子》有关五味子的记载是："常服能返老还童、延年益寿。"明代的《本草纲目》中记载："补虚劳，令人身体悦泽、明目。"

中国古代的王宫贵族和中药名师，都喜欢经常服用五味子以强身健体。这个习俗至今在韩国仍非常流行，韩国人感到疲倦时，往往就会饮用五味子茶。首尔的仁寺洞地区，聚集着几十家韩国传统茶馆，几乎家家都有五味子茶供应。又比如在济州岛，家家户户的餐桌上都少不了两件宝：一个是泡菜，而另一个就是五味子。

现代药理研究也证实了五味子的补益作用，发现它含有五味子素、五味子粗多糖、五味子醇甲等多种有效成分。五味子素能改善人的智力活动，提高工作效率。五味子粗多糖能明显延长工作时间，具有抗疲劳作用。五味子醇甲对脑细胞有保护作用。

药理研究还发现，五味子对中枢神经的不同部位都有兴奋作用，可以在一定程度上促进人的智力活动，提高工作效率。有研究以健康男青年做实验，以规定时间内穿针引线、听电话的正误率或长距离赛跑为评价指标，发现服用五味子后，注意力、灵活性和耐力明显提高了。

此外，护肝、增强免疫力、保护心血管也是五味子的功效。总之，不管从中医角度，还是从现代医学角度看，服用五味子都是非常有益的。

至于枸杞子，与花旗参、五味子共同使用，可谓强强联手，疗效更佳。

李女士按我说的回家泡茶饮用，很快就觉得精神了不少，工作效率也大为提高，顺利完成了各项任务，年底还被单位评为优秀员工。听她告诉我这个消息时，我很是欣慰，但还是提醒她要注意休息，必须避免长期加班熬夜，因为这是违反人体生理规律的，长年处在这样的工作状态，就不是药物所能帮助的了。

像李女士这样的上班族，真不知道还有多少。出于种种原因，明知道这样的工作方式对自己有害，却难以下决心摆脱，这样的心情，应该是很无奈吧。但愿上面的偏方，能给大家一些帮助。

加班引发心脏不适，
喝莲子茶就能清心舒心

症状： 压力过大、过度劳累引起的心慌心悸、胸闷不适。

原因： 过度疲劳、心律失常。

养心安神老偏方

（1）取莲子20克、冰糖或砂糖10克、茶叶适量。莲子用温水浸泡2小时，加冰糖炖烂，倒入茶叶，即可食用。可平时常服，可连服。

（2）取莲子心、茶叶各10克，放入茶杯中，冲入适量沸水，浸泡5~10分钟后饮用，可加入蜂蜜或砂糖调味。

在以前人们的观念里，心脏病是老年人的事，跟中青年人很难扯上关系，但近些年通过媒体报道，许多人意识到其实并非如此。

比如，28岁的浙江卫视当家新闻主播梁薇在工作期间心脏病突发去世；域名注册系统顶尖专家、中国频道的CTO黄柏林在37岁初为人父时病逝；年仅 36 岁的浙江大学数学系教授、博导何勇因过度劳累英年早逝……还有不少如警察、IT 员工、会计师事务所员工英年早逝的例子，屡屡在电视、报纸上见到。

这些人的死因，绝大部分是因精神压力过大、长期过度劳累而引发的心源性猝死。英国曾针对 1 万多名公务员进行过一项长达 12 年的跟踪调查研究，发现工作压力、过度劳累确实会对心脏造成不良影响，能使患心脏病的风险增加 68%。

朱小姐今年 26 岁，是一名服装设计师，熬夜加班是家常便饭；有时候客户催得紧，她甚至会每天只睡一两个小时，通宵达旦地工作。最近一段时间，她经常觉得心慌心悸，或者胸前区突如其来感到一阵闷痛。起初她没有在意，后来在报纸上看了几起过劳死的新闻之后，她才重视起来。

去医院做了 24 小时的动态心电图检查、心脏彩超等检查，结果还好，没有发现有心脏缺血的表现，但却有阵发性心律失常，也就是偶尔出现心脏跳动得不规律。医生说她是太累引起的，让她多注意休息，也没有开药。朱小姐觉得不放心，就来看中医，想通过中医调理调理自己的心脏。

了解过她的病情，我告诉朱小姐确实要引起重视，她现在只是偶尔心脏跳动得不规律，而且是良性心律失常，心脏还没有器质性病变。但长期这样下去，一则心脏可能会有缺血等实质性病变；二则良性心律失常也可能变成恶性心律失常，而这恰恰是很多猝死患者的直接死因。

朱小姐听了很是担心，问我既然后果这么严重，为什么之前的医生不给她开药呢？我告诉她，良性的心律失常一般确实不用药物治疗，这是因为许多抗心律失常的药，在治疗一种心律失常时，可能又会引起另外一种心律失常，所以使用起来有严格的指征。

像朱小姐这种情况，确实是不能轻易用药的，但可以通过中医的一些食疗方法来调理。

我向她推荐了一个方子：取莲子20克、冰糖或砂糖10克、茶叶适量，莲子用温水浸泡两小时，加冰糖炖烂，倒入茶叶即可食用。每天服用1次，平时可常服以作为保健之用。

茶叶自古以来被誉为养生、延寿的保健品。现代大量的流行病学和实验研究证实，茶叶具有预防心脑血管疾病的功效，对于高血压、动脉硬化及心律失常均有明显的防治作用。

至于莲子，早在《神农本草经》中就将其列为上品，谓之能"补中，养神，益气力，除百疾，久服轻身耐老，不饥延年"，是著名的补益之品。

《本草纲目》中也记载说，莲子可"交心肾，厚肠胃，固精气，强筋骨，补虚损，利耳目"。我们看古装剧，里面的小姐如果身体不适，就会有仆人端来莲子羹、莲子汤之类，就是这个道理。

莲子肉味甜，莲子心却苦，很多人吃莲子时都喜欢把心去掉，我专门提醒朱小姐，用这个方子的时候可不能这样做。

因为对于心脏来说，莲子心可是关键，中医认为莲子心入心经，具有清心除烦，养心安神的功效。

据史料记载，乾隆皇帝每次到避暑山庄，总要用荷叶露珠炮制莲子心茶饮用。现代药理研究则发现：莲子心的有效药理成分为"莲心碱"，具有降压、抗心律失常，以及强心、增加心肌收缩力的作用，对于心脏的调理保健极有裨益。

如果觉得这个偏方制作比较复杂，也可以换一种比较简便的方法：不要莲子肉，只将莲子心、茶叶各 10 克，放入茶杯中，冲入适量沸水，浸泡 5 分钟即可；如果嫌太苦的话，可以加入蜂蜜或砂糖来调味。这个方子用起来更方便，比较适合忙碌的上班族。

朱小姐按照我的方子和建议实施了 1 个月后，心慌、胸闷的症状就基本消失了。复诊时，我又格外奉劝朱小姐，除了服用莲子进行调理外，注重休息同样不能忽视。此外，适量的运动也很重要，即便只是每天散步 20 分钟左右，都是很有好处的。

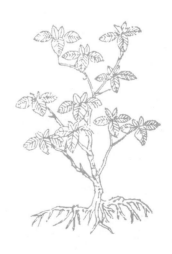

过度疲劳常盗汗，用米汤送服桑叶末

症状： 盗汗症、自汗症，醒后心烦意乱、口渴难耐。
原因： 过度疲劳导致的阴精亏虚、虚火内生。

养血滋阴老偏方

取干燥桑叶若干，研碎末后备用，每晚睡前取9克，用米汤送服，1周为一个疗程。

小朱是一家公司的销售经理，在公司的业绩一直都不错。今年由于受经济危机的影响，公司的整体业绩直线下滑，于是公司高层对销售部门下了死命令，要求销售部门在年底前一定要完成既定的销售目标。

眼看时间不多，任务还有一大截，小朱恨不得有分身术，每天东奔西跑，晚上还把销售部的同事召集起来研究对策，常常熬到凌晨才休息。

这样高强度地工作了一阵，问题终于来了。原来小朱一觉就能睡到大天亮，可现在，每天晚上他都要做梦，而且每次醒来浑身都是大汗淋漓，有时候床单都是湿的。奇怪的是，醒来后，出汗就自动停止了。

一开始他没太重视，但发展下去，晚上出汗的症状越来越严重。出汗多了，醒来后他觉得心烦意乱，全身乏力，口渴难耐，全身很是难受。

他去看过医生，医生说他是工作压力太大，精神过于紧张，得了自主神经功能紊乱，给他开了些谷维素之类的神经营养药，吃了 1 个月，却一点效果都没有。同事们建议他找中医调理调理，于是他来到医院找到了我。

我一边听小朱描述他的病症，一边翻阅他带来的病历，前面的医生已经给他做了多项检查，看了这些检查报告，我也同意小朱是"自主神经功能紊乱"的诊断。当然，这是西医的病名；从中医来看，小朱这个病叫作"盗汗症"，指的就是晚上大量出汗。

治这个病，中医倒是有个特效的偏方，就是将干燥的桑叶研碎成末备用，每晚睡前取 9 克，用米汤送服，1 周为一个疗程。一般患者服用此药当晚即可见效，症状减轻，一个疗程一般即可治愈。

听了我的偏方，小朱有点惊讶，说自己老家的院子里就有桑树，小时候经常在树上摘桑葚吃，却从没听说过桑叶还能治疗出汗病。

我笑着向他解释，其实桑叶有止汗之功，这在《神农本草经》中便早已有记载。南宋医家张杲还在《医说》中写了一个病例：当时有个和尚，患了 20 年的盗汗病，后来遇到个老僧人，教他用桑叶和米汤一起调服，仅仅 3 天，就治好了盗汗病。

桑叶能治过度出汗，不要说像小朱这样的普通人没听说过，就是很多中医医生也不太了解。比如近代北京有一位姓魏的名医，名气很大，他一开始也不相信桑叶有用。

后来他遇到一位中年盗汗患者，每夜 12 点左右全身汗出，像是洗了个澡一样，衣服被子全都湿透。魏老先生给这位患者试了很多方法，都不见效。最后不得已，试用了下这个桑叶偏方，没想到服药几天后，这名患者的夜汗就止住了。

这位魏老名医后来又用相同方法连续治疗了多位患者，均是药到病除，至此他才不得不感慨道："桑叶有止夜汗之功，确信无疑矣。"

中医认为，盗汗多是因为过劳、熬夜引起的。人过度疲劳，就可能导致阴精亏虚、虚火内生。

桑叶味甘性寒，甘能养血滋阴，寒能泻热，切中盗汗症阴虚火旺的病机。现代医学研究表明，桑叶含有的芸香苷和槲皮素能减少毛细血管的通透性，从而起到止汗作用，但这个研究还很不透彻，未来需要进一步的深入研究才有可能揭示其奥妙。

虽然桑叶止汗的奥妙还不是很清楚，但大量的临床事实已证明它确实有这个功效，所以我建议小朱不妨试试。我给小朱开了 7 天的桑叶用量，他回到家后，每晚按照我的嘱咐睡前服用。

没想到，当天晚上就有了效果，出的汗比以前少多了。坚持服用了一个星期，盗汗的症状完全消失了。复诊时他高兴地对我说，没想到桑叶这么神奇，以前真是小看它了。

桑叶这个方子，其实不仅可用于晚上出现的盗汗症；对于白天出现的出汗过多（称为自汗症），也可使用，往往亦可取得理想的效果。不过需要提醒的是，盗汗、自汗，还可能由其他疾病引起，比如结核病、甲亢、肿瘤等，这时桑叶的偏方就没什么效果了，这是需要注意的。

上班总疲劳，
喝枸杞子茶能解乏

症状： 工作紧张引起的疲劳。

原因： 体内能量不足、免疫力低下。

增强免疫力老偏方

10~20克枸杞子，放入茶杯浸泡于温开水中，每日饮用。

我有个朋友在一家会计公司上班，年薪很高，但压力也大，总有辞职的念头。了解他的苦衷之后，我告诉他一个缓解压力的好办法，就是用枸杞子泡茶喝。

为什么枸杞子能对抗疲劳呢？这里首先讲讲导致疲劳的原因。

像我朋友这种因为工作过度而引起的疲劳，主要是由于体内的能源物质过度消耗，导致能量不足。

大量能量消耗的同时会产生大量的代谢产物如乳酸、丙酮酸等，这些代谢产物作为人体的垃圾，是导致疲劳的重要原因。如果休息时间不足，体内的垃圾老是清除不干净，自然就会整天都觉得很累。想要消除这种工作疲劳，喝枸杞子茶就是个妙招。

枸杞子里含有一种叫作"枸杞多糖"的物质，能够加快清除体内代谢产物的速度，清除体内的垃圾，这就好比原来环卫工人扫大街用扫帚，扫了半天才能清洁几百米；但用上了专业的清扫车后，5分钟就能把一条街扫得干干净净。

枸杞子还能增加肝脏里肝糖原的含量。糖原这东西是一种能量储备，肝糖原增多，就意味着人体备用的能量多，干活时就能保证能量供应，人自然就没那么容易疲劳了。

朋友依照我说的方法，每日取10~20克的枸杞子，用开水冲泡，当茶水饮用。枸杞子味变淡消失后，就换上新的枸杞子泡水。朋友连续喝了1个月枸杞子水后，跟我说现在上班精神好了很多，渐渐打消了辞职的念头。

现代研究还发现，枸杞子除了能抗疲劳以及有一定的降血糖、降血脂的辅助功效外，还可以在一定程度上增强免疫力。几千年前的古籍《神农本草经》中，对枸杞子是这样评价的："久服坚筋骨，轻身不老，耐寒暑。"

在选择枸杞子上最好能认清产地，目前我国主要有三个地区出产枸杞子：一是甘肃张掖一带的"甘枸杞"；二是宁夏中卫、中宁等地的"西枸杞"；三是天津地区的"津枸杞"。其中，以宁夏出品的为佳。

常服人参茶，天天心情好

症状： 心情抑郁、抑郁症。
原因： 心神不安。

养心安神老偏方

（1）人参3克，泡水饮用，每日2~3次。
（2）每周吃2次或2次以上的鱼类食物，或者鱼油胶囊1天吃1粒，每周吃2次或2次以上。

高中同学聚会的时候，大家都会抓住我问一些健康方面的问题，每次都几乎成了一个义诊会。上次聚会，当年的校花偷偷把我拉到一边，说她现在是有苦难言。原来，她在外人看来一帆风顺，但实际上压力大得很，每日都担心年底能否完成任务指标。

另外，家庭生活也不如意，老公的脾气很大，两人在家里经常吵架斗嘴。她虽然在人前保持着笑容，但情绪其实一直非常低落，有时候甚至情绪低落得很痛苦。

最近去看心理医生，才得知自己得了抑郁症。医生给她开了些抗抑郁的药物，但她对药物很敏感，一吃，药物的副作用就显现出来了，只好停掉。

于是我问她，有没有尝试过心理治疗手段。她说因为要约时间去找心理医生，还要面谈 1 小时以上，一来她抽不出时间，二来她完全不习惯对陌生人讲出自己的私事，所以心里有些排斥。她希望我看看有没有什么方法能帮她。

我想了一下，告诉她一个很简单的偏方：喝人参茶。人参的种类很多，如高丽参、野山参、西洋参、红参等，具体选哪一种不太重要，只要每次将人参切片，取 3 克左右泡热水饮用即可，每日服用 2~3 次。

校花说这个偏方倒是方便，市面上到处都有专门的人参袋泡茶售卖，但是她不明白的是，人参明明是补品，怎么也可以拿来治疗抑郁呢？

其实人参治疗心情烦躁、抑郁等精神症状的功能，在古医书里早就有记载，如《神农本草经》里就记载有人参"主补五脏，安精神，定魂魄，止惊悸"。

只是人参的补益五脏的功能太过有名，光芒过于耀眼，掩盖了其他功效，让一般人完全忽略了人参还可以"安精神，定魂魄，止惊悸"。

现代医学研究证实了人参治疗抑郁的功效，并且明确起效的成分是人参所含有的人参皂苷，其治疗抑郁症的原理与抗抑郁药里的三环类抗抑郁成分相似，能够降低大脑里引起抑郁感觉的神经物质的含量，从而达到治疗效果。

虽然用人参来治疗抑郁症的效果要比真正的抗抑郁药差一些，但常吃抗抑郁药，总会有这样或那样的副作用；常喝人参茶呢，就安全得多了。

而且现代研究还发现，人参皂苷对脑神经细胞有兴奋作用，对脑缺氧损伤的神经细胞有保护作用，还能促进神经细胞之间的传递，增强学习和记忆能力。

既能抗抑郁，又能提神醒脑，像校花这样的压力很大，又整天用脑的情况，当然最适合不过。提醒一下，有些人吃红参、野山参可能会流鼻血；如果出现这种情况，换服西洋参就可以了。

其实防治抑郁症有很多方法，吃深海鱼油、吃鱼也可以预防抑郁。保健药品里的鱼油是从鱼中提炼出来的，老年人坚持服用这种保健品，能降低心脑血管疾病的发生率，延年益寿。

调查研究还发现，鱼油对抑郁症有不错的疗效，常吃鱼的人抑郁症发病率也明显低于没有吃鱼习惯的人群。每周只要吃鱼类食物或鱼油胶囊两次以上，就能减轻抑郁症状。

抑郁症不像其他病症那样，可以通过切断传染源、打预防针增加机体抵抗力等措施进行防治，但抑郁症也并非完全不能预防。各个年龄段的躯体疾病、酗酒、吸毒、乱用药物等不良生活方式，都可以导致抑郁发病，防止这些体因性的因素侵害人体，再配合吃鱼油泡参茶的偏方，加强心理免疫力，就减少抑郁症的发生。

我一口气讲了一大通，校花越听越开心。她回去后，就开始吃鱼油泡参茶，时不时还做点西洋参炖乌鸡、西洋参煲乳鸽、西洋参羊肉汤之类的。过了一段时间再见到她，发现她气色很好，人也开朗多了。她高兴地跟我说，现在差不多可以说是和抑郁症"拜拜"了。

喝甘麦大枣汤，
不焦虑、不悲伤

症状： 以易悲伤、哭泣、烦躁、失眠、精神恍惚、心慌、胸闷等为主要表现的"脏躁"病。

原因： 内分泌失调、脏腑躁动不安。

防治抑郁症老偏方

（1）取甘草15克、小麦40克、大枣（红枣）15克，两碗水煎至一碗水，每日1剂，7天为一个疗程。

（2）取鲜百合40克（或干百合20克）、干莲子30克、大枣10枚、甘草5克、米50克，煮粥服用，早晚2次，2周为一个疗程。

赵太太今年50岁左右，她有个孙子，一出生就被诊断为先天性心脏病，虽四处求医问药，但还是无力回天，2个月前不幸去世了。

虽然对此结局早有心理准备，但当它变为现实后，赵太太就开始精神恍惚，吃不好睡不好，持续失眠，周身疲惫。白天时经常啼哭，惊恐不安，讨厌听到嘈杂声，要有家人陪坐才能安下心来；严重时甚至言语不清、神志模糊、小便失禁。

她丈夫一开始以为她只是心理受了刺激，过一段时间就会好，于是专门请假在家里陪太太，还带她出外旅游，希望通过游山玩水来解除她的心病。但连陪了 1 个月，赵太太的情况还是不见好转，于是经熟人介绍，赵先生带妻子来到我的门诊。

我一边为赵太太检查，一边听她丈夫说明症状，很快，我就知道她得的是什么病了。我告诉赵先生，从心理上来说，他们的孙子去世是一个沉重打击。

赵太太 50 岁，正好处于更年期，体内雌激素逐渐减少，内分泌处于明显失调的阶段。这一时期的女性，对于外界的精神刺激比较敏感，容易滋生悲伤等情绪。丧孙的伤心事在此时发生，结果就悲从中来，一发不可收拾，引起抑郁症了。

赵先生听完觉得很有道理，问我是不是要开抗抑郁药给赵太太吃。还没等我回答，赵太太突然啼哭起来，一边哭一边说她没有抑郁，没有精神病，不要给她吃精神病的药。赵先生连忙好声安慰，把妻子扶出诊室外坐好，再回来向我表示歉意。

我说不要紧，有不少抑郁症的患者，很忌讳别人说他患上了抑郁症。因为在他们眼里，抑郁症跟精神病是同一个词，得了抑郁症是一件很恐怖的事情。赵先生一听，觉得很难办。妻子的情绪已经这么不稳定了，还要告诉她得了抑郁症，她怎么承受得了呢？

我告诉赵先生，如果赵太太比较反感抑郁症这个词，我们可以换一种说法，跟她说她得了"脏躁病"，这样就可以避免她进一步的情绪波动了。至于治疗上，也可以不吃抗抑郁药，通过一些简单的中药偏方，就能进行有效调理。

"脏躁病"这个名称，可以直观理解为"脏腑躁动不安"。它最早见于汉代医家张仲景的《金匮要略》。历代诸多医家均认为，"脏躁"是一种以易悲伤、哭泣、烦躁、失眠、精神恍惚、心慌、胸闷等为主要表现的精神类疾病。

而以现代医学的观点看，脏躁并不仅仅是指一种病，而是包括了更年期综合征、抑郁症、经前期紧张症、癔症等多种疾病。因此赵太太的病情正好就属于"脏躁"的范畴。

脏躁病应该如何调理呢？《金匮要略》里就有清楚的记载："妇人脏躁，喜悲伤，欲哭……甘麦大枣汤主之。"后代医学专著中对此亦有大量的记载，证明该方疗效确切，因此代代相传。

这个方子用起来很简单：取甘草15克、小麦40克、大枣（红枣）15克，两碗水煎至一碗水，每天1剂，7天为一个疗程。

《黄帝内经·灵枢》中云："心病者，宜食麦。"方中的小麦有养心气、和肝气之效，尤其对调心有效。小麦再配以甘草，有补养心脾之效；加上甘温的大枣，全方有调和心、肝、脾三脏之效。

现代药理研究则证实，甘麦大枣汤能对大脑中枢的兴奋产生抑制作用，具有延长睡眠时间，改善心烦气躁等镇静安神的效果。简而言之，甘麦大枣汤实际上是一味疗效肯定的镇静剂，对于心烦、失眠这些症状非常有效。

　　赵先生听了我的解释，长吁一口气，放下心来，回家后按我的方子煮药给夫人服用。赵夫人以为只是进行中药调理，也欣然接受，没有抗拒这个方子。

　　1 周后赵先生替太太回来复诊，说赵太太吃了药，已经好多了，晚上睡得香，白天的精神表现也渐渐正常。我让赵先生继续给她煮药，坚持服用 1~2 周。

　　因为赵先生家住得比较远，临走时问我要了电话以便联系。3 周后他发来短信，说继续给赵太太连服了 2 周药后，她完全恢复了正常。赵先生不放心，又让夫人再服了 1 周，果然没有再复发了。

　　除了甘麦大枣汤，我还有一个百合莲枣甘草粥也顺便推荐给大家，具体做法是：取鲜百合 40 克（或干百合 20 克）、干莲子 30 克、大枣 10 枚、甘草 5 克、米 50 克，先将莲子、大枣用温水浸泡半小时，甘草用纱布包好，将浸泡好的莲子与甘草纱包一同入锅，加水煮至莲子半烂，取出甘草纱布包，另加大枣、大米，以大火煮沸，加百合改小火煮烂即成。如嫌味道不佳，可酌加白糖等调味品。百合莲枣甘草粥煮好后，可以分早、晚 2 次服用，2 周为一个疗程。

　　这个方子其实是从甘麦大枣汤的基础变化而来的，加用了百合，可以清心润肺、益气安神。另加，莲子的养心宁神的效果也不错。临床研究结果显示，服用两个疗程的话，有效率可达到 81% 呢。

心情焦虑，
试试《红楼梦》里的龙眼冰糖茶

症状：精神焦虑、烦躁不安。
原因：压力大、脏腑不安。

防治焦虑老偏方

龙眼 10 克，配冰糖适量，炖服，或将龙眼泡茶、
煮粥、泡酒服用。

　　现在有一群人被称为房奴，每个月还房贷给他们造成了极大的压力，甚至有人因此患上了焦虑症。李先生就是这样一个例子。自从买了房后，他对报纸上银行加息的消息非常关注，还很关心楼价的走向。

　　李先生拼命工作，为人处世比以前更加小心。现在业余时间很少和朋友们出去游玩，几乎成了一个宅男，心情越来越烦躁，常和妻子大吵大闹，还落下了头痛、呼吸不畅的毛病。他怀疑是体内火太大，于是来找我看病，想让我开点降火解毒的中药给他吃吃。

　　我听他说了来龙去脉，再让他填了一份心理测试表，判断他是患上

了焦虑症。我告诉李先生，他这是心理上的疾病，与体内火大没有什么关系，却与房贷这个因素有关。

心病还需心药医，要恢复正常，自己得注意心理调节，多想想买房后的好处，这样才能取得心理平衡。另外，平时应该多出去和朋友们活动，让心情开朗起来。同时，还可以配合用抗焦虑药来缓解焦虑症状。

李先生一听要吃西药就连连摇头，开玩笑说，怕西药吃多了，焦虑是没了，却变成抑郁了。

见他不愿意，我也没有勉强，给他推荐了一个小偏方：龙眼炖冰糖。取龙眼 10 克，配冰糖适量，炖服，每日喝 2~3 次。

龙眼又叫作桂圆，始载于《神农本草经》，被认为能补益心脾，养血安神。李时珍说过这样一句话："食品以荔枝为贵，而药品则龙眼为良。"在古医书《饮膳正要》中对龙眼是这样评价的："主治五藏邪气，安志厌食。"

《红楼梦》里，贾宝玉有一天去宁国府玩，突然觉得有点困，就去秦可卿的房间里睡午觉，没想到一下进入了太虚幻境，醒来后就神情恍惚。有人连忙去端了碗桂圆汤，让宝玉喝了，宝玉渐渐好转过来。

这些古代的说法确实不是吹牛，现代研究也表明，龙眼里含有一种腺苷酸，对于焦虑症状有明显的抑制效果，所以能起到镇静、宁心、安神之效。

龙眼还可以用来煮粥喝，一般取龙眼 10~20 克，配上 100 克大米煮粥服用。此外，还有一种泡龙眼酒的方法，取龙眼 100 克，配白酒 500

克，密封大概 3 个月后方可饮用。如果嫌这些方法麻烦，也可以取适量的龙眼，用开水浸泡 10 分钟后饮用。

　　李先生回去后，便开始炖龙眼冰糖水服用，白天还带些龙眼去单位，喝白开水或者泡茶时放上几颗。还依照我的嘱咐，经常约朋友们出去喝喝小酒，发泄一下心中的郁愤。就这样，1 个月后我再见到他，发现他的焦虑症状已经完全消失了。

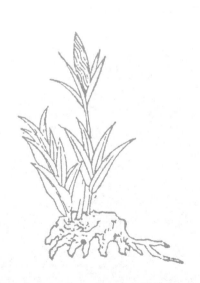

会喝茶，失眠不用怕

症状： 失眠、急躁易怒。

原因： 心神不宁、脾肾躁动。

防治失眠老偏方

早晚喝茶。早茶：上午 10 点前喝红茶。晚茶：枸杞子茶。取枸杞子 15 克，柏子仁 15 克（也可以用五味子 10 克代替）开水冲泡，加盖闷 5 分钟，每晚代茶饮用。

睡眠对于人的健康至关重要，俗话说："千金难买好睡眠。"甚至有人认为"睡眠是最好的药"。人一天一般需要 8 小时以上的睡眠时间，且应该保证睡眠的质量。

如果长期睡眠不足或睡眠质量太差，大脑的疲劳难以恢复，其机能就会受到严重影响，聪明人也会变糊涂。很多人神经衰弱就是严重睡眠不足引发的。

严女士曾有一段时间患上了重度失眠症，常常夜不能眠，或者睡后很容易醒，醒来后又无法入眠，如此反复让她疲惫不堪。这究竟是什么原因造成的呢？

　　严女士处于而立之年，虽然事业成功，却依然单身。父母为女儿的终身大事发愁，但他们不知道女儿一直没能走出失恋阴影，所以父母屡次安排相亲，变成了对她的一种刺激。

　　一段时间下来，严女士不仅人消瘦了，脾气也变得急躁易怒。晚上睡不好，白天没精神，经常感觉头昏眼花、头痛耳鸣，工作效率也下降了不少。后来吃了一段时间安定药，而且越吃剂量越大。她担心吃多了上瘾，又怕有副作用，因而希望我能提供一个安全妥当的方法。

　　我考虑到严女士的失恋和发病情况，觉得复杂的方法不适合她，于是就介绍了一个喝茶治失眠的轻松办法。严女士听了觉得很奇怪，通常都说喝茶让人兴奋，那样岂不是越喝越失眠？

　　其实喝茶治失眠是有讲究的，早上喝和晚上喝作用各不相同。早上要喝普通的红茶，这确实是有兴奋作用的，目的是提神醒脑，这样白天精神会足一些。

　　晚上要喝枸杞子茶，用枸杞子 15 克，加柏子仁 15 克或五味子 10 克用开水冲泡，加盖闷 5 分钟即成枸杞子茶。

　　其中五味子、柏子仁这两味药都是中医里经典的宁心安神、安眠镇静类药物。《本草纲目》中记载，柏子仁具"养心气，润肾燥，安魂定魄，益智宁神"之效，五味子里的五味子甲素、丙素和醇乙，柏子仁里的柏子仁皂苷和柏子仁油均有确切的改善睡眠的功效。

　　至于枸杞子，虽然没有直接的安眠作用，但它却是一味滋补中药，可以抗疲劳，加快体内代谢产物的清除。对于严女士这样长期失眠，因失恋导致一系列心理压力的疲惫状态正好适用。

　　我还告诉严女士，除了喝茶外，最关键的是要保持心情放松、乐观。她是因为失恋的心理打击才导致失眠，只有进行心理调节，过了失恋这道坎，想开了，失眠就能完全消除了。

　　严女士回去后停了安定药，坚持用以上的偏方治疗了一段时间，果然每天晚上都睡得很好。业余时间，她经常参加各种活动，广交朋友，渐渐地走出了失恋的阴影，不喝茶也能睡得着、睡得香了。又过了一段时间，她找到了自己的白马王子，从此她的失眠就完全断根，一去不复返。

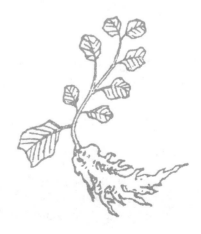

久坐后学猫伸懒腰，
腰不酸背不痛

症状： 腰肌劳损、腰酸背痛。

原因： 久站久坐、坐姿不良引起的气血不畅。

防治腰肌劳损应急偏方

第一个动作，晨起趴在床上，撑开双手，合拢双腿并伸直，用力撅起臀部，使腹部尽量离开床，坚持数秒再放下臀部，反复做10~15次；第二个动作，双膝双手伏床，跪趴在床上，双肩保持放松，慢慢使躯干下沉，手可适当向前滑动，大腿则尽量与床保持垂直，做猫伸懒腰状。这两个动作可促进气血流畅，有利于腰酸背痛的好转。

很多上班族工作了一整天，身体疲惫，回到家总会感觉到阵阵难忍的腰背酸痛。有些人会怀疑自己生了什么病，为此紧张不安。

其实，如果你年纪不大，也不用太紧张，这未必是患上什么病的信号，而是大多数上班族都会遇到的状况。上班族长期缺乏运动，精神压力大，久而久之，身体就会抗议，腰背酸痛是长期肌肉紧张的结果。

为什么在上班时间酸痛感觉并不明显呢？这是因为工作期间人的精神处于高度紧张状态，身体上的很多感受会被忽视。而下了班以后，精神开始放松，肉体就出来说话了，给我们"这里不舒服，那里也不太对劲"的感觉。

当然，腰痛的原因有很多，比如腰椎病变、关节炎，甚至还有脊椎肿瘤，也会导致腰痛。不过这些问题大多出现在中老年人身上，年轻的上班族一般只是普通的肌肉酸痛，如腰肌劳损，还不算什么大问题。

很多人一腰痛就想到吃药，弄几片止痛药吃一下，先把痛给镇住再说。其实吃药并不能从根本上解决这个问题。为什么呢？上班族腰酸背痛，通常是懒得动引起的。

因为工作的缘故，很多人要么站上一整天，要么坐上一整天，由于持续站立或久坐不动，血液循环不佳，腰部肌腱、韧带伸展能力减弱，局部就会积聚过多的乳酸（体内废物的一种），时间久了，腰肌的正常代谢就会受到抑制，腰肌劳损就形成了，这时人的感觉就是"腰痛"。

那有什么好方法解决这个问题呢？有句古话说："流水不腐，户枢不蠹"，意思是说，常流的水不发臭，常转的门轴不容易遭虫蛀。其实对于人来说，原理也是一样的。

人的大多数疾病都是由于气血不畅和淤寒凝滞造成的，如果人也像"户枢"那样经常活动，让气血畅通，就不易生病，就能拥有旺盛的精力。所以，对于由运动不足引起的腰酸背痛，最好的方法就是运动。

但是运动也要讲究方法，不恰当地运动有可能会适得其反。

半年前有个年轻的女患者来找我看病，她说自己一直在办公室工作，平时上班并不需要走动，家务也不多，平时月经正常，但近一年反复出现腰酸背痛，多次去医院检查都没查出什么问题，医生只是让她多运动。

为了解决这个问题，她特地跑去健身房运动，结果坚持了一段时间，就感觉吃不消，运动后腰部酸痛加重，要休息很长时间才能缓解。

她的问题，就在于运动的方法错了。我告诉她，她腰痛的根源在于久坐，因为久坐会使腰肌处于高张力状态，久而久之就会导致慢性腰肌劳损。像她这样的情况，运动要特别讲究方法，如果运动的方法不对很可能会使疼痛加重。

慢性腰肌劳损的患者应当注意纠正不良的工作姿势，如久坐、弯腰过度、伏案过低等。适量运动对舒展筋骨有好处，但运动时间过长、强度过大，会使身体产生过多的代谢废物，这不但不利于康复，还可能会加重病情。

对于这名患者，我建议她不要再去健身房做高强度的运动。我们传统的养生保健运动有很多，其中不乏柔和、不激烈的运动，像太极拳、五禽戏等，都是比较好的运动方法。

一听我提起太极拳、五禽戏，患者的眉头就皱了起来。我想到，现在的年轻人大都没有耐心去做这些运动，所以得说点更实际的。

我告诉她，如果怕麻烦，可以只学一招，就是像猫一样伸懒腰，也一样能治疗腰肌劳损。猫是优雅慵懒的动物，有点女性的特性。估计大家都看过猫伸懒腰，它的背弓得很高，然后腰又拉得很长，这表明猫的脊椎骨之间韧带较松，整个身躯都是比较柔软的。

腰酸背痛的人常学学猫伸懒腰，可以锻炼腰部，增强肌腱和韧带的柔韧性和弹性，而且还有减肥瘦身、缩小肚腩的功效。具体做法并不难，患者可以选择在早上起床时做。

第一个动作，晨起趴在床上，撑开双手，合拢双腿并伸直，用力撅起臀部，使腹部尽量离开床，坚持数秒再放下臀部，反复做 10~15 次；第二个动作，双膝双手伏床，跪趴在床上，双肩保持放松，慢慢使躯干下沉，手可适当向前滑动，大腿则尽量与床保持垂直，做猫伸懒腰状。这两个动作可促进气血流畅，有利于腰酸背痛的好转。

上述动作只适合在家里做，如果上班时腰酸背痛怎么办？这个时候也有个简单的办法，就是找一面墙，脚跟靠墙站好，尽量使后背、颈部、头都靠在墙上，坚持一小会儿，就会觉得腰背轻松许多。

还有一招叫"呼气鞠躬"，大家也不妨练练。可以坐在椅子上做，也可以站起来做，两腿稍分开，两上肢上举，其延长线与地面垂直。深吸一口气，然后一边呼气，一边慢慢弯腰做鞠躬的动作，头部尽量低向两大腿中间，共做 5 次，最好每隔一两小时就做一次。

呼气鞠躬是个很好的锻炼腰椎的运动，可以增强肌腱和韧带的柔韧性，作用原理和"猫式懒腰"相似。

常常腰酸背痛的上班族，除了要避免久坐、久站、弯腰过度以及注意适度运动外，平时也要注意合理饮食，多吃粗粮和新鲜蔬菜、水果，多吃富含铜、锌和维生素 C 的食物，这些物质能更快地通过结缔组织的骨胶原纤维，把其他营养物质输送到背部的骨骼和软骨。

另外，要少吃糖、酒精、白面制品和动物脂肪，这些东西会导致结缔组织酸化、关节软骨老化，久而久之，患者就会感觉腰酸背痛。

在这里还要提醒各位读者，急性腰痛发作时，不适合做太多运动，而按摩也并不适用于急性腰痛的治疗和保健。

如果不是单纯的腰酸背痛，还有其他症状，则可能是一些内科疾病的征兆，比如肝、胆、胃、肾等器官出了毛病，就会引起腰痛，心、肺出了问题常常会引起后背痛。所以，患者最好上医院检查清楚再治疗。

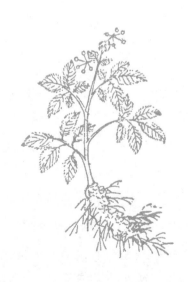

书本垫脚站一站，
不让腰椎间盘突出

症状： 腰椎间盘突出症，伴有长期腰痛、腿痛、腿麻等症。

原因： 缺乏锻炼，走路姿势、坐姿不正确。

防治腰椎间盘突出应急偏方

拿一本2~3厘米厚的书，放在地板上，然后两只前脚掌站上去，脚跟留在地板上，保持一段时间。

这几年因为腰椎问题来医院看病的年轻人越来越多了，尤其是那些经常坐在办公室里工作的白领。本来久坐不动就容易造成腰肌劳损，加上饮食不规律，如果又是年轻女性，平时喜欢穿高跟鞋、背大包，腰椎的负担就更重了。

上个星期，我接诊了一个年轻的腰椎间盘突出症患者，这位病人才二十多岁，因为长期腰痛、腿痛、腿麻来看病。

刚开始，我以为她是一般的腰肌劳损，但在给她做检查时发现她有腰椎侧凸和直腿抬高试验阳性的体征，于是劝她去拍片检查，结果证实她患的是腰椎间盘突出症。因为膨出的腰椎间盘压到椎管内的相关神经，所以出现腰痛、腿痛等症状。

当时这位病人怎么也不相信这个诊断，她问我，腰椎间盘突出症应该是常发于老年人的病，怎么自己也会患上。说实话，我比她还不相信呢，年纪轻轻的腰椎就出现这些问题，年纪大了还得了？

不过我没有这么对她说，而是换了个说法，我告诉她，虽然腰椎间盘突出症常见于老年人，但年轻人如果长期不注意腰椎的保健，缺乏锻炼，走路姿势、坐姿不正确，腰椎间盘也会出现问题。

我们的脊椎是由一节一节的椎体组成的，每两节椎体间都有一个圆鼓状的椎间盘，椎间盘的中间是髓核，外周是多层的纤维坏。好好的椎间盘怎么会"突出"呢？

这是由于脊椎的血液循环不畅，椎体内压升高，导致髓核和纤维环出现退行性病变造成的。形象地说，脊椎就像一个弹簧，一环一环地卷在一起，如果局部长期受到压力，就会变形，向一个方向弯曲出去。

而造成这些的原因往往就是久坐、缺乏锻炼和负担过重等。腰椎间盘突出一旦形成，就是不可逆的。如果情况严重，髓核和纤维环会进一步膨出或突出，压迫椎管内神经，纤维环如果破裂，髓核就可能游离于椎管内，非常危险。

听到这些，病人显得很着急，连连问我腰椎间盘突出要怎么治疗才好，是不是要做手术，电视里说的那些治疗腰椎间盘突出的药膏、治疗仪有没有用，可以用气功治疗吗……

听着她连珠炮似的发问，我摆摆手，让她先安静下来，然后告诉她，腰椎间盘突出症没有她想象中那么恐怖，不是每个病人都要动手术的。

像她的情况严格来讲属于腰椎间盘膨出，髓核还处在纤维环的约束当中，且没有出现椎管狭窄的情况，因此可以采取牵引、理疗等保守治疗来解除椎间盘突出对神经的压迫。

尽管可以采用保守治疗，但腰椎间盘突出的治疗还是没那么轻松，像牵引、理疗等治疗方法都必须在医生指导下进行，而且初期应当每天坚持，但是很多年轻的病人都没法每天抽出时间来治疗，所以近年来也多了一些家庭"自助"式的治疗方法，以帮助患者在家中巩固治疗效果。

我随手拿起办公桌上的一本书，比画着对病人说，如果哪一天没有时间过来医院做牵引，回家后就要自己锻炼。

拿一本2~3厘米厚的书，放在地板上，然后两只前脚掌站上去，脚跟留在地板上，保持一段时间，中途可以休息一下。

这个书本垫脚的站立方法，其实是对高跟鞋"反其道而行之"。很多年轻女性都不知道，长期穿着高跟鞋，身体前低后高，为了保持平衡，身体的重心就会偏移，这就加重了腰椎的负担，容易导致腰椎移位、生理弯曲改变等情况。

腰椎间盘突出的患者有不少都有腰椎侧移、生理弯曲改变的情况出现，因此纠正腰椎的位置，就能取得一定的治疗效果。

前脚掌垫上书本，身体前高后低，有助于纠正患者腰椎的位置，坚持锻炼就能够纠正腰椎的生理弯曲，改变椎间盘和椎管神经的相对位置，防止椎间盘突出加重。

　　除了这个办法，还可以试着睡觉时垫腰。我们前面说过脊椎就像一根长长的弹簧，椎间盘突出就是局部长期受压导致的，那么能不能适当地给一些方向相反的压力，再让脊椎逐渐复位，恢复到原来的形状呢？在椎间盘突出的初期，这样的治疗思路是完全可行的，最起码能够在很大程度上缓解症状。

　　比如我们可以试着用一条毛巾，将一根硬质的棍状物包裹起来，睡觉的时候将它垫在腰部椎间盘突出的位置，这样就形成了一个反向的助推。当然，这个棍子在起初不能用太粗的，毛巾也不宜太厚，随着治疗的进行，可以根据个人的情况，对棍子的粗细和毛巾的厚度进行调整，以使用后觉得舒适、有效为宜。

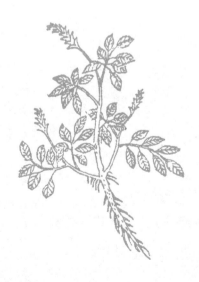

失眠后头痛脖子痛，
换个油柑叶枕头

症状： 颈椎病引起的长期失眠、头痛。

原因： 颈椎变形压迫血管。

预防颈椎病老偏方

油柑叶 1000 克，晒干后缝制成枕头，睡觉时使用即可。

我们单位的医护人员都很注重养生保健，午睡可是我们的"优良传统"，不过午睡的床位可不是每个人都有。这天中午，我的朋友方医生就因为找不到睡午觉的床位到我这里来了，还好我这里的两张治疗床还没给"抢"去，于是我就慷慨地让方医生在其中的一张治疗床上睡午觉。

她还自带了私家枕头过来，我一看这枕头有点特别，拿起来沙沙作响，还有一股清香，就问她是什么好枕头。方医生告诉我这是她母亲特地给她做的油柑叶枕头，在外面可是买不到的。

市面上的药枕、保健枕我见过不少，不过这油柑叶枕可是第一次听说，所以我就向方医生询问这个枕头的奥秘。

原来，方医生因为工作量大的缘故，近几个月常常有失眠、头痛的情况，之前她还上我这来检查过颈椎，我发现她有颈椎生理曲度改变的情况，就劝她换一个有保护颈椎作用的保健枕。看来这个油柑叶枕，就是她后来专门弄来的。

那么，油柑叶枕头的效果如何呢？方医生对我说，效果很好，油柑叶是她母亲老家的一种山货，老一辈的人很喜欢用它来做枕头，做成的枕头清凉舒适，油柑叶的气味也有助于心情的放松。

而且，这种枕头还有普通枕头所没有的"塑形"作用，能在人枕上去后形成合适的颈部曲度，对头颈起到保护作用，有助于保持良好的颈椎生理曲度。

失眠、头痛是困扰不少现代人的疾病，发病的原因有精神压力大、疲劳等。另外，颈椎病也可能引起失眠和头痛。方医生就是因为颈椎生理曲度的改变，使血管受到了压迫，因而才会出现失眠和头痛。

用合适的枕头纠正颈椎生理曲度，对防治颈椎病、改善失眠和头痛具有重要的意义。

我后来去查了一些资料，了解到油柑叶又叫余甘子叶，是岭南一带的草药，可用于湿疹、疔疮、痔漏等的治疗。油柑叶价格便宜，取油柑叶 1000 克，晒干后缝进枕头里就可以用了。

使用一段时间后，最好把油柑叶取出来晒晒太阳，再装回去，以延长枕头的使用寿命。民间用油柑叶来做枕头，主要是因为它气味清香，做成的枕头凉爽透气，尤其适合在夏季使用。

　　用油柑叶枕头来治疗颈椎病主要是取其质地疏松、自然成型的性质，其他的如决明子枕头、木棉花枕头等也有类似的功效。

　　决明子为豆科一年生草本植物决明的成熟种子，性微寒，略带青草香味，内服可清肝明目、降压和降低血清胆固醇。

　　由于决明子很坚硬，所以用它做成的枕头可对头部和颈部穴位起到按摩作用，对肝阳上亢引起的头痛、头晕、失眠及颈椎病的治疗均有辅助作用。

　　至于木棉花，是不蛀不霉的纺织良材，用来做枕头可祛风除湿、活血止痛，长期使用可促进头部血液循环，对改善失眠、颈椎问题都有明显的作用。

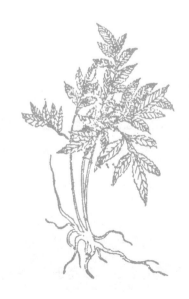

失眠多梦，喝大枣葱白汤解忧

症状：失眠、入睡困难、睡眠质量差、多梦易醒。
原因：心血不足、心肾不交。

防治失眠老偏方

取大枣20颗，葱白7根。大枣、葱白洗净，葱白连须；先将大枣放入锅中，加适量水，用大火煮20分钟后，加葱白，改用小火煮10分钟即可。每天服用1次，失眠症状较重时每天服用2次，连续服用7天以上。

马先生是一家网络公司的职员，自己还开了一家网店，有时工作和生意忙起来，经常要通宵加班加点，作息时间颠倒。

他的网店开了一年多，身体比以前差了不少，最严重的就是失眠的问题，经常到了该睡觉的时候怎么也睡不着，勉强睡着了，家里有什么声响就醒了，白天常常没有精神，晚上却好像"打了鸡血"一样。

随着失眠的情况加重，马先生还出现了头痛、头晕、胃口差、心慌胸闷的症状，和妻子也有很长时间没有性生活了，折腾了好几个月，家里人劝他不如去医院看看。

检查结果发现，马先生患上了神经衰弱，需要长时间吃药、调理，他只好把网店关了。治疗了一段时间后，马先生的神经衰弱好了一些，但失眠多梦、头痛心慌的问题还是没有改善，经人介绍后来我这里看病。

我经过检查后，诊断他为慢性失眠、慢性疲劳综合征。我对他说，一定要改变作息习惯，不然失眠会越来越严重，对他的身体有害无益。

他说他也知道失眠对他的影响，最近他看到新闻上说有一名网店店主因为长期失眠导致心脏衰竭猝死，心里感到很害怕，但是他晚上怎么也睡不着，翻来覆去，天就亮了，很是焦急。

他已经服用了一段时间的安定，家里还有治疗神经衰弱的药物，所以我就没有给他再开安定，只开了些维生素 B_1 和安神补脑口服液。

我建议他除了改变作息习惯外，不妨从饮食上调理，每天晚上可以用大枣 20 颗、葱白 7 根，一同煮成葱枣汤喝。

具体做法是：大枣、葱白洗净，葱白连须；先将大枣放入锅中，加适量水，用大火煮 20 分钟后，加葱白，改用小火煮 10 分钟即可。每天服用 1 次，失眠症状较重时每天服用 2 次，连续服用 7 天以上。这个食疗方虽然材料简单，但对失眠症有很好的疗效。

失眠症是现代人的常见病之一，特别是经常用脑，长时间对着电脑熬夜的"电脑族"，因为作息习惯不规律，生物钟被打乱，大脑到了睡觉的时间不能休息，在白天就会因为疲劳不愿"工作"，导致思维迟钝、记忆力减退的情况。

长时间失眠，身体得不到休息，就容易出现精神紧张、疲惫、胃口不佳、性欲减退等一系列慢性疲劳的症状。要治疗失眠症，除了对症治疗，服用一定量的安眠药外，最根本的还是从调整生物钟入手。人体生物钟一旦被打乱，有些人可能几天就调整过来了，有些人则可能几个月都调整不过来。

像马先生这种情况，就需要"多管齐下"，在作息上要养成定时睡觉的习惯；在心理上要学会调整，放松心情；在营养和体质上也要调理，葱枣汤就是从营养和体质上进行调理的良方。

中医理论认为，失眠、神经衰弱是由于心血不足、心肾不交、心失所养造成的，在治疗上以安神补脑、补益心血为主。

大枣具有补中益气、养血安神的功效，是一种古老的补益食物。马先生说他也知道吃大枣对治疗失眠有帮助，但他只听说过葱白治感冒，治失眠可是头一回听说。

我问他，以前吃葱白的时候，有什么感觉？他告诉我，吃葱白时，头脑会觉得"发冲"，过后觉得神清气爽。我说，这就对了，吃葱白，特别是感冒头晕的时候吃，能让人觉得神清气爽，这其实就是对脑神经和脑血管的一种刺激，这种刺激可以放松脑神经，促进脑血液循环，让人觉得脑袋很舒服，而这种舒服感，可以更好地帮助入睡。

你想想，失眠的时候，表面上像是"打了鸡血"一样兴奋，但实际上大脑觉得累极了，非常不舒服，这种不舒服，就会让脑神经更紧张，所以更难入睡。

听了我说的之后，马先生觉得也有道理，于是就决定回去试试。过了一星期后，他来找我，说晚上喝完葱白大枣汤之后，全身都觉得很舒服，睡眠比以前好多了，他问我是否还需要继续喝，我建议他再坚持喝一段时间，安眠药就可以先不吃了。

另外，我又建议他换一个有生理曲度的保健枕头，最好是自己做一个油柑叶枕头。

因为上次给他检查的时候，我发现他的颈椎生理曲度有改变。颈椎生理曲度的改变，会对头部血管造成一定压迫，引起失眠、头痛等症状。因此，调整睡眠姿势，用合适的枕头，对纠正颈椎生理曲度、防治颈椎病和改善失眠有重要的意义。

用油柑叶来做枕头，相对普通的枕头具有"塑形"的作用，枕上去后，就自然形成了头部和颈部的凹凸，相当于保健枕的生理凹凸，这样有助于保持良好的颈椎生理曲度。而且油柑叶的气味清香，有镇定、安神的作用，对改善睡眠也有好处。

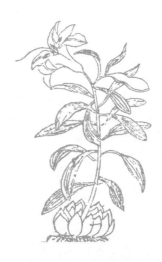

第3章

调理基础性
疾病老偏方

血压高，喝杜仲、枸杞子茶

症状： 由高血压引起的头晕眼花等症。

原因： 不良生活方式、遗传因素等。

防治高血压老偏方

杜仲、枸杞子泡茶，或者葛根煮粥服用。由于个体差异较大，具体剂量和频次要自行尝试调整。

曾有一位退休干部，在吃饭时突然觉得天旋地转，头晕眼花，急忙来医院看病。检查后确定他的症状是由血压高引起的，于是给他用了降压药。

症状消失后，老人说他以前吃西药有严重的副作用，所以很畏惧西药，问我在继续治疗中有没有食疗的方法可以采用。于是，我提供了几个偏方给他，毕竟中药降压的选择还是挺多的。

首先推荐的是杜仲。用新鲜的杜仲，或者药房里卖的杜仲（药房里卖的都是用杜仲皮炮制而成的），一次以10克杜仲泡水服用，早、晚各1次。

在《神农本草经》中记载其有降压的功用。现代研究也发现，杜仲含有一种叫松脂醇二葡萄糖苷的成分，它能抑制血管壁平滑肌的钙离子内流，使血管扩张，从而达到降压的目的。在降压药里有钙离子拮抗剂这类药，就是专门抑制钙离子内流的，比如大名鼎鼎的拜新同、圣通平等，都属此类。

接着，我推荐了枸杞子。枸杞子可以泡茶，也可以泡酒。泡酒的比例一般是 300 克枸杞配上 1000 克白酒，浸泡 2 周左右即可。

常喝枸杞酒有两个好处，一是枸杞子里的枸杞多糖对于收缩压、舒张压都有降低作用；另一个是里面含有的少量酒精成分能起到活血通窍作用，还能降低日后心脑发病概率呢！

葛根也有降压作用，取 30 克葛根与 50~100 克粳米，加水煮粥服用，每日 1 次。葛根这味药的历史很悠久，《诗经》里就有一首名为《采葛》的诗。

葛根里含有的葛根素能降低高血压患者血浆内皮素（ET）的水平，从而达到降压效果。另外，葛根对高血压引起的心脏肥大症也有疗效，有保护心脏和逆转肥大的作用。

听我讲了这么多偏方，他有点糊涂，不知道使用哪个偏方最好。我告诉他这没有最佳答案，因为上面这几个偏方都有明确的作用原理，疗效肯定，只是各自的作用机制不同，要因人而异。

任何偏方或药物都不可能是 100% 有效的。对这些调节血压的偏方，不要想着一试就能见效，使用时应当经常监测血压。有明显效果的话就放心继续使用，无效的话再另想办法，这才是科学的态度。

他回去后尝试了几次，过了两个星期跟我说，他用枸杞子20克泡水，一天喝2次，发现血压很快就平稳下来了。我告诉他还要继续注意定期检测血压，如果效果不好，就要及时调整。

最后还要提醒一下，中药降血压的疗法在医学界虽然公认有效，但降压效果也是有限的。如果以上方法效果不好的话，还应该及时服用医嘱的降压药，毕竟把血压控制住才是最重要的。

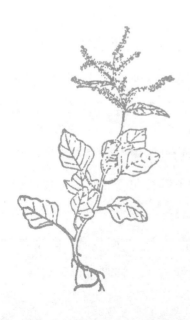

血压偏低犯头晕，中药泡茶来调理

症状：慢性低血压，伴有头晕、乏力、恶心、手脚冰冷等。

原因：心脾两虚、气血不足。

防治低血压老偏方

取肉桂 2 克、桂枝 5 克、甘草 5 克、五味子 3 克、升麻 5 克。上述材料用沸水冲泡，代茶饮。每天 2~3 次，连用 10 天，坚持饮用 1 个月以上效果更佳。

五六十岁的中老年朋友常常会因为血压高而烦恼，为了控制血压，这个不能吃，那个不能吃，用他们的话来说，人生乐趣都少了一大半。

袁先生倒是没有这个烦恼，他的血压不光不高，而且还挺低的，周围同龄的朋友都很羡慕他，但袁先生却高兴不起来。

其实血压低也有血压低的烦恼，而且并不比血压高好。由于长期血压偏低，袁先生常常觉得没有精神、乏力、手脚冰冷，稍微运动一下就累得不行。

有一次，他在吃饭前泡了个澡，没想到泡着泡着就出现了头晕、恶心、乏力的情况，连站起来的力气也没有了，家里人发现的时候，吓了一跳，以为煤气中毒了，赶紧把他送去了医院。

经过急救后，袁先生总算恢复过来，在住院期间，他进行了心电图、CT、心电图运动试验等相关检查，排除了心脏病、中风等病症，医生诊断为慢性低血压症、低血糖症。

之所以在泡澡时晕倒，是因为泡热水的时候血液循环加快、心跳加快、出汗多，这就跟跑步运动时一样，会消耗不少体力。袁先生的血压偏低，血液不能顺利地供给大脑，再加上空腹的情况下血糖也偏低，就出现了眩晕、乏力、恶心的情况，如果抢救不及时，很可能因为大脑长时间缺血、缺氧而导致脑梗死、休克等严重后果。

这之后，袁先生一直在服用升压的药物，但如果停药，他的血压又会很快降下来。因此，他一直想看看，除了吃升压药以外，有没有什么方法可以调理一下。有人把我介绍给他，说我知道不少中医验方，于是他就过来找我了。

我了解了他的病情之后，觉得有一个中药泡茶的方子比较适合他的情况，于是，经过一些调整后便推荐给他。

取肉桂 2 克，桂枝 5 克，甘草 5 克，五味子 3 克，升麻 5 克。上述材料用沸水冲泡，代茶饮。每天 2~3 次，连用 10 天，最好坚持饮用 1 个月以上。

他坚持饮用半个月后过来复诊，告诉我头晕、乏力的情况改善了很多，检查血压，已上升到正常范围。继续饮用 1 个月后，他的血压仍然维持在正常水平。

几味简单的中药就治好了长期的血压低，其原理就在于，这几种中药均有温阳升举、心脾兼补的功效。在中医看来，慢性低血压症属于"眩晕"，病机为心脾两虚。

心主血脉，心阳虚则血脉迟缓，不能上达脑部，因而出现眩晕，不能到达四肢，所以手脚冰冷；脾阳不足，气血化生无本，清气升举无力。因此，治疗原则应当温补脾阳和心阳，使气血上达、清气上举。

方中桂枝、甘草可温补心阳；升麻能温补脾胃，同时升举阳气；肉桂能佐温阳之力；五味子益气生津，可减轻桂枝、肉桂这些药物的燥热，同时有安神健脑的功效。五种药物泡茶，代替煎煮中药，在使用上更为方便，更适合需要长期调理的人士饮用。

在喝中药升压茶的同时，慢性低血压症患者在饮食上可适当多摄取些盐分，在劳动或出汗后适宜喝淡盐水。这个方子适用于原发性低血压症患者，如果是继发性的患者应先诊断清楚是何种病因引起的血压低，再考虑用偏方治疗，一定要先咨询医师再服用。

每天含一片西洋参，
不用担心血压低

症状： 低血压引起的头晕目眩、倦怠乏力、胸闷气短等症。

原因： 体虚、气血不足。

防治低血压老偏方

取一小片西洋参，约小拇指头大小，每次含10分钟左右，每天3次，2周为一个疗程。或购买市面上出售的西洋参含片，按说明书服用。

罗叔叔是我们医院的老患者，人已快70岁了，大毛病没有，小毛病却不断。几个月前，罗叔叔在我这里看腰腿痛，差不多治好了，我约他再来复诊，老人家却没来。

直到一个多月后他才现身，这才得知他前段时间进了医院，起因是那天早上他本想来找我，不料在家里久坐起身时突然头晕发作，眼前一片漆黑，浑身冒冷汗，一下摔倒在地。摔倒时还伤了手腕，造成骨折，于是入院做了手术，住了两个星期，回家后又静养了一段时间。

罗叔叔的骨折治好不久后，又来找我看病，原因是他一站起来就头晕发作的这个症状一直没消失，住院期间由于主要卧床为主，没怎么活动，还没出现，出院后在家里这两个星期，大概一两天就会出现一次。

老人说这次骨折前，其实他也偶尔有这种情况，但因为发作次数少，没有重视。听他讲完，我告诉他这应该是老年性低血压引起的，叫作体位性低血压。

虽然老年人以高血压为主，但低血压者也不算少见。据统计，65 岁以上老年人中，老年性低血压者约占 10%，而且以体位性低血压多见。老年人由于年老体虚，活动量小，代谢低下，或患多种老年疾病，这样就有可能出现老年性低血压。

低血压临床表现有头晕目眩、倦怠乏力、胸闷气短，严重者可致心脑血液灌注不良，容易导致晕厥、休克、中风、心肌梗死等严重并发症，其危险性不容忽视。

罗叔叔听了我的话后很感慨地说，他的血压一直不高，还引以为豪呢，没想到血压低也能惹出事来。我给他测了个血压，果然，才 95/55mmHg。当收缩压≤90mmHg 或舒张压≤60mmHg 时，就可临床诊断为低血压。

我叫罗叔叔放心，低血压还是容易对付的。最简单的方法是每天含一点西洋参。具体是取一小片西洋参，约小拇指头大小，每次含在口中 10 分钟左右，每天 3 次即可，2 周为一个疗程。也可以购买市面上出售的西洋参含片，按说明书服用。

罗叔叔采用西洋参含服的方法，使用 1 周后，症状大为减轻，基本不再出现体位性发作，我再嘱咐他持续使用1周，以后再定期含服一下。罗叔叔依言行事，一直到现在也没有再发作过。多次测量血压，也都稳定在100/65mmHg以上。

患有低血压的老年人，一般是较消瘦，体质较为虚弱的人，治疗上要强调益气升阳，西洋参具有益气扶正的功效。

药理学研究发现其有保护心血管的作用，所含有的人参皂苷有类似强心苷效应，能够增强心肌收缩力，提高心输出量，增加循环血容量，升高血压；增加心肌供氧和提高心肌工作效率，对心气虚患者有效。

另外，它还对血小板聚集及血栓形成有抑制作用，可降低血黏度，改善微循环。很多低血压、心率慢的患者服用西洋参后，血压、心率都有所上升，症状明显改善。

现代药理研究发现，西洋参升压的药理作用与西医的血管活性药物不同，它不是直接通过神经介质使血管收缩来升压，而是通过强心、扩冠、抗心肌缺血，刺激垂体——肾上腺皮质系统，增强机体耐缺氧和抗应激能力，改善微循环等一系列综合性的调节使血压升高。

因此，其升压作用缓和且较为持久，血压稳步上升，长期稳定于某一水平，无较大反复。这个方法安全性也很高，而且含服非常简便。

此外，如果不想用西洋参，还可以饮用黄芪水。采用黄芪15克，浸泡于热水中5~10分钟后饮服，每天2次，2周为一个疗程。这个方法也是为了益气升阳，有类似的疗效。但要论简便性来说，自然还是含服西洋参最佳。

年纪大了头昏沉，"咬牙切齿"治一治

症状：长期头昏沉。

原因：气血瘀滞、脑供血不足。

防治脑供血不足老偏方

紧闭双唇，忍气咬牙，把上下牙齿整口紧紧合拢，且用力一紧一松地咬牙切齿，如此反复30次以上，每天进行3次。

我大学毕业没多久刚当住院医生的时候，曾收治过一位患者陈大妈。她当时62岁，因为长期感到头昏沉而入院治疗。一年多来，她一直觉得头昏昏沉沉的，像是戴了个孙悟空的金箍，每天早上起来时，她的症状会轻些，然后慢慢加重，越到晚上越严重，但如果整个白天她一直躺在床上休息，就会觉得比较舒服。

在进行了多项检查后，最终确定她的病因是脑动脉硬化狭窄，造成脑部供血不足，导致她头昏沉。每天早上起来，由于她已经平躺了一个晚上，这时候脑部供血尚可，所以她的症状还比较轻，但随着她直立起来走路、活动，受重力的影响，脑部的供血肯定比平躺的时候差，因此她的头昏症状就会加重。

　　一般来说，这个病通过活血化瘀的方法治疗效果是不错的，但奇怪的是，陈大妈却一直疗效不佳，直到出院时，她的症状也没有改善。

　　多年后我开始出门诊，一天看病时，陈大妈出现了，由于她是我刚毕业时治疗过的患者，所以印象特别深刻，一下就认出她来，就问她的头昏沉这些年怎么样了，陈大妈说早已经没事了。

　　原来她当年住院期间没有解决问题，出院后又找了不少医生看，最后经人介绍找了个有名的中医师，中医师看了也说比较麻烦，但告诉了她一个偏方，让她每天坚持。

　　陈大妈坚持这个方法，神奇的是，一两个月后，她渐渐觉得头昏没那么明显了，继续坚持到半年后，她就基本恢复正常了。她一直坚持这个偏方，直到现在，也没有再复发。

　　听陈大妈这么说，我觉得很神奇，问她是什么方法，她就告诉我了。这个方法叫"闭天门"：即双唇紧闭，屏气咬牙，把整口上下牙齿紧紧合拢，且用力一紧一松地咬牙切齿，如此反复30次以上，每天进行3次。

　　后来我把这个方法也介绍给其他老年头晕头昏的患者，以供他们自行操作，辅助治疗，结果发现确实能够提高疗效。

　　那么这个方法为什么有效呢？我查阅了不少资料，发现这个方法可能是通过打通、建立脑动脉侧支循环来达到效果的。侧支循环，其实就是一些小动脉血管，平常不怎么开放，或者说使用得不多。

　　打个比喻，黄金周我们出外旅游，高速路，也就是主干道往往会大塞车，不好走，但走国道、省道甚至村路，反而会很通畅，迅速到达景点。这些国道、省道、村路，就是侧支循环。

　　脑动脉侧支循环在临床上有着很重要的意义。比如缺血中风，也就是某根干道脑动脉堵塞，血流供应不上，但如果患者的侧支循环能够及时建立，那么患者的中风症状就会减轻，很快康复，反之，则会造成严重的神经细胞大片坏死，留下严重后遗症。

　　临床上经常会看到一些患者，他们只是来体检，或者因为轻微头痛来检查，经过脑血管的检查，发现其实已存在着严重的脑部大动脉狭窄或闭塞，大概率会出现瘫痪症状。但由于他们的侧支循环已打通并运行良好，所以大动脉的堵塞并没有造成脑部供血不足。近年来，医学界对于脑侧支循环的研究越来越重视。

　　"闭天门"在反复做数十次紧紧松松的"咬牙切齿"动作时，实际上是使头部、颈部的血管和肌肉、头皮及面部有序地处于一收一舒的动态之中，这样会对脑部的血流产生积极的影响，最起码加速了脑血管血流的循环。

　　通过这样的反复练习，可能最终促进了脑血管侧支循环的建立，从而改善了陈大妈的脑部供血，使她头昏的症状消失。

　　总之，"闭天门"这个方法是有一定科学道理的，老年人不妨经常做做，对于改善脑部血液循环定有帮助。

糖尿病导致肠胃差，服古方四磨汤

症状：糖尿病导致的腹胀、恶心、呕吐等症。
原因：气机失调，脾胃运化失常。

理气和胃老偏方

取乌药 10 克、槟榔 10 克、沉香 5 克（后下）、党参 10 克。每日 1 剂，水煎，分 2 次早晚温服。2 周为一个疗程。或采用市面所售的四磨汤口服液，按药物说明书服用。

赵叔是我们小区业主委员会的成员，虽然还有几年就退休了，但他工作很热心，经常在小区里到处忙碌，和大家也很熟。前几天因为新一届业委会选举的事，他上门来家访，聊完正事，他请我顺便帮他看看病。

原来赵叔有多年的糖尿病，一直在服用降糖药，由于之前血糖控制得比较理想，他很久都没有再去做检测复查。

几个月前，他吃饭开始出现问题，本来他为了控制血糖，吃得就不多，但最近吃完饭后肚子就会饱胀得难受，胃脘部觉得挺不舒服，好像有一团气堵在那里，要过一两个小时才能消失。

他去医院看病，医生给他做了一番检查，最后告诉赵叔他的血糖用之前的药控制得不理想，血糖偏高，结果引起了"糖尿病胃轻瘫"，医生给他调整了降糖药，并开了些吗丁啉治他的胃胀。赵叔用了两个星期的药再去检测，血糖正常了，胃胀也基本消失。

他以为胃胀算是治好了，于是停了吗丁啉，结果不到1周，又开始犯了。那天他正好来做家访，就想请我给他开个中药方子来试试。另外他也想请教一下，糖尿病怎么就会引起胃瘫了？以后还会不会引起脑瘫、肢体瘫呢？

我笑着告诉赵叔，糖尿病胃轻瘫其实只是个形象的说法，听起来有点吓人，其实它有另外一个名称，叫作糖尿病胃麻痹，是糖尿病常见的消化道慢性并发症，是继发于糖尿病的以胃自主神经功能紊乱而引起的胃动力低下为特点的疾病，临床常表现为腹胀，餐后上腹部饱胀、恶心、呕吐等。

其原理一般认为是高血糖导致全胃活动尤其是远端胃活动减弱，或自主神经功能紊乱和胃肠道激素分泌异常所致，但具体机制还不是太明确。西医一般是采用如吗丁啉之类的促胃动力药。但由于此病牵涉到胃肠道激素、自主神经功能紊乱等多方面机制，所以可能单用促胃动力药效果也不甚理想。

而中药治疗本病，一般认为可能从多方面机制综合调整，效果往往更为理想。比如有个古方叫"四磨汤"就经常在临床上应用。

此方组成很简单，只有四味药：乌药 10 克，槟榔 10 克，沉香 5 克

（后下），党参 10 克。每日 1 剂，水煎分 2 次早晚温服，2 周为一个疗程。而且现在市面上还有制成成品的四磨汤口服液出售，服用更为方便。

糖尿病胃轻瘫属中医"胃缓"范畴，病因为消渴病（糖尿病）日久，三焦受损，气机失调，脾胃运化失常致中虚气滞、通降无力。

四磨汤出自《济生方》，是理气消胀的传统名方。方中的沉香能理气化滞，健胃消食；党参能和脾胃，除烦渴；乌药能顺气畅中，散寒止痛；槟榔能导滞利水。四药合用共奏和胃降逆、理气行滞之功，恰合本病病机。

现代药理研究也发现：沉香等理气药具有明显的促进胃排空、兴奋胃肠平滑肌，增强胃肠动力的作用。乌药对胃肠平滑肌有兴奋与抑制的双重良性调节作用，并可增强消化腺的分泌。槟榔亦可升高胃肠平滑肌的张力，增强胃蠕动，亦可促进消化腺分泌功能而增加食欲。

赵叔听完我说的很是高兴，第二天就去药店买了药回来服用。一个月后业委会选举，我去投票时见到他，他告诉我他按照我说的服了两个星期的药，现在胃胀、嗳气的情况已经没有再出现了。

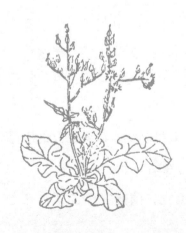

血糖高了？请用这三个好偏方

症状：糖尿病。
原因：生活不规律、压力大、应酬多。

防治糖尿病老偏方

（1）取干玉米须10克、干桑叶10克、茶叶5克，将玉米须洗净，同桑叶、茶叶一同放入杯中，冲入沸水250毫升，加盖浸泡5分钟，制成"玉米须桑叶茶"，反复浸泡，于三餐前后饮用。

（2）取新鲜香菇50克、黑木耳30克、生姜10克，将所有材料倒入锅中，加水400毫升，煎煮至250毫升，加入调味料，即可当汤饮用。

（3）取薏米75克、白果（去壳）8枚，锅中加入适量水，放入洗净的薏米及白果仁，小火煮至薏米变软，即可食用。注意，白果每日食用建议不要超过10颗。

老唐今年刚过50岁，是一家公司的老板。在下属眼里，老唐似乎一整天都在外应酬，吃香喝辣，生活滋润得不得了。而老唐自己却明白，当老板不但精神压力巨大，而且生活极不规律，简直是精神和肉体的双重折磨，苦不堪言。

不久之前，老唐在体检中发现餐后 2 小时的血糖增高，医生告诉他还好发现得早，只是早期糖尿病，但最好开始吃西药控制。

老唐问这药得吃多久能好，医生告诉他这就难说了，搞不好下半辈子得一直坚持服用。老唐想想下半辈子得一直吃西药，有些害怕，想找中医看看，能否采用些绿色自然的方法调理调理。

我看完他的体检报告，确实只是餐后 2 小时的血糖超过了标准，空腹血糖是正常的。这种情况在医学上叫作"糖耐量异常"，可以理解为早期轻度的糖尿病，但也不必太紧张，采用一些小偏方，还是能够有效控制的。我给老唐提供几个方子，供他选择。

1. 取干玉米须 10 克、干桑叶 10 克、茶叶 5 克，将玉米须洗净，同桑叶、茶叶一同放入杯中，冲入沸水 250 毫升，加盖浸泡 5 分钟，制成"玉米须桑叶茶"，反复浸泡，于三餐前后均衡饮用。

2. 取新鲜香菇 50 克（如为干品，可用 20 克左右）、黑木耳 30 克（已泡发好的）、生姜 10 克，将所有材料倒入锅中，加水 400 毫升，煎煮至 250 毫升，加入调味料，即可当汤饮用。

3. 取薏米 75 克、白果（去壳）8 枚，锅中加入适量水，放入洗净的薏米及白果仁，小火煮至薏米变软，即可食用。注意，白果每日食用建议不要超过 10 颗。

这几条偏方控制血糖的原理各有不同。第一个方子玉米须桑叶茶：方中的玉米须又被称为"龙须"，是一味古老的中药。玉米须入药记载首见于《滇南本草》，能治妇人乳结红肿、乳汁不通、怕冷发热、头痛体困等病症，后世的医家又渐渐发现它还有其他的功用。

20世纪90年代，日本学者发现玉米须水提取物有降血糖之功效。国内学者进一步研究发现，玉米须能够降血糖，原因在于其内含多糖、皂苷成分。此外，玉米须还有降压、降血脂之功，适宜"三高"人士常服。

至于桑叶，自古以来就是治疗消渴症的常用药。《本草纲目》中记载："桑叶乃手足阳明经之药，汁煎代茗能止消渴。"《中药大辞典》中则记载："桑叶有抗糖尿病作用。"

药理研究显示，桑叶中含有的总多糖成分能明显拮抗高血糖，其疗效甚至与西药二甲双胍作用相当，对糖尿病高血糖症状有明显的抑制作用。此外，桑叶总生物碱及精制黄酮同样也是降血糖的有效成分之一。

第二个方子中用到的香菇，有增强免疫力的功效，其实它内含的香菇多糖成分，还有降血糖、改善糖耐量、增加体内肝糖原的功效，其作用是通过调节糖代谢、促进肝糖原合成、减少肝糖原分解而产生的，而非通过胰岛素的作用。

其中还用到黑木耳、生姜，也都有各自的功效。糖尿病真正的危害是对血管壁造成损害，从而导致动脉硬化，引发血管栓塞等心脑血管疾病。而黑木耳有延缓、对抗动脉硬化的效果，生姜有减少血栓形成之效，在这个方子里和香菇搭配起来一起用，就能既控制血糖，又避免血糖引起动脉硬化、血栓形成了。

第三个方子里的薏米具有"益气、主消渴"作用，同样是中医临床治疗"消渴"的常用药物之一。其有效成分为薏苡仁多糖，主要是通过影响胰岛素受体后糖代谢的某些环节，抑制肝糖原分解、肌糖原酵解，从而影响非糖物质的转化，以及提高机体 SOD 活性，抑制氧自由基对胰岛细胞膜的损伤，起到保护胰岛细胞的作用。

这三个方子原理各有不同，我建议老唐回去后可以交替使用，如果最后发现哪一个最适合自己，也可以长期服用。老唐听完，觉得这几个方法使用的基本都是食材，使用起来也很简单，非常满意地回去了。

1 个月后他回来找我开验单复查餐后 2 小时血糖的指标，结果显示是正常水平。老唐非常开心，我告诉他不要麻痹大意，以后还要继续坚持服用，并且坚持 3 个月或半年定期复查血糖。

此外，他得这个早期糖尿病与其工作紧张、精神压力大、应酬多都有关系，以后还是要尽量放松心情，能不管的事就交给下属去办，能推的饭局尽量推掉，这样才会让糖尿病"长治久安"，不引起严重后果。

最后要向读者格外强调的是，对于早期、轻度的糖尿病，不少患者应用以上的方子是可以达到较理想的控制效果的，但是对于中重度的糖尿病，它们一般只能起到辅助作用，是不能完全替代降糖药物的。

善喝燕麦粥，减肥降血糖

症状：高血脂、高血糖、肥胖。

原因：不良的饮食习惯，随着年龄增长身体代谢
能力下降等。

降脂降糖老偏方

燕麦、大米各50克，调味料适量，煮熟后服用，
每天1碗。

有一次，一位20岁出头的年轻人和一位头发半白的老太太来找我
看病。我一看就知道是母子。这位年轻人刚工作半年，生活安顿下来后，
放心不下母亲，就从老家把母亲接到大城市里来。今天他请了半天假，
带老人家来医院检查，看看有没有什么毛病。于是我给老太太开了几项
常规检查，让他们尽快去抽血化验一下。

一两个小时后，母子俩带着检查报告回来了。我看了一下检查结果，
老人家身体还算不错，就是血糖、胆固醇都比正常水平稍高了一点。年
轻人紧张地问我，是不是要马上吃药？

当医生这么多年，我已经能够从患者的只言片语中明白很多言外之

意，更何况电脑挂号系统早已清楚地显示出这母子俩的医疗缴费状态：自费，无医保，无公费医疗。

我叹了一口气，安慰年轻人不要着急，轻微的高血糖、高血脂并不需要马上吃药，可以先通过饮食调理和多运动、多锻炼来治疗，无效的话再使用药物。

我给他们推荐了燕麦粥这道食疗方子。燕麦粥做起来很简单，取燕麦、大米各 50 克，加上调味料适量，煮熟后服用，每天 1 碗就行了。如果不想吃米，单煮燕麦亦可。

很多人可能以为燕麦是由国外传过来的。其实早在公元前 2500 年，我国就开始种植燕麦，公元前 2000 年已有关于燕麦种植的文字记载。大约公元前 9 世纪，燕麦由我国传入蒙古，后来又传入俄罗斯、智利、美国等国。所以，燕麦可真不是外国货，而是地道的本国老偏方。

燕麦之所以对高血糖、高血脂有效，一方面是因为燕麦中含有丰富的亚油酸。亚油酸是世界公认最有效的降血脂成分之一，还可以软化血管，预防血管硬化。另一方面，燕麦里还含有一种叫"葡聚糖"的纤维素成分，它也有明显的降血脂功效，能促进肝脏中的胆固醇转化为胆汁酸，随粪便排出体外。

据美国鲁斯普德林圣卢克医院治疗中心的临床检验报告，每天进食 50 克左右的燕麦，便可降低 7%~10% 的血清胆固醇水平。此外，近年来的研究还发现，燕麦里含有的纤维素成分对于胃肠道的血糖吸收也有干预作用，能减少糖分的吸收，从而起到降糖效果。

这个机制有点像正规降糖药中的"阿卡波糖"，它就是通过抑制消化道里的糖分吸收来达到降糖目的的。不过这种药物价格实在不菲，一粒就要几块钱，一天三餐都要吃，长期下去，积少成多，药费可真是不低。

听完我的介绍，母子两人对我表示了感谢。我让他们回去先按这种方法实施 1 个月，然后回来复查。临走时叮嘱他们，超市的燕麦分两种，一种包装很简单，需要煮熟才能吃；一种包装很花哨，只要冲开水就能吃。

购买的时候应该选择前者，原因是后者虽然一冲即食，迎合了消费者对于方便和美味的需求，但它们一般都加入了糖分、奶精、香精等各种添加剂，这些成分反而会影响燕麦本身的保健作用。那些包装简单、原汁原味的燕麦，才是最好的。

1 个月后，年轻人果然带着他母亲来复查了。这回再抽血化验，老人家的血糖、血脂果然都完全正常了。看着检验报告，年轻人和他母亲都露出了开心的笑容。

我告诉他们其实燕麦除了降血脂、血糖外，还有降血压的功效。如果平时盐吃得比较多，血液中的 Na^+ 离子就会增加，血压就会升高。而燕麦所含的纤维素成分具有较强的阳离子交换功能，能与肠道中的 Na^+ 离子、K^+ 离子进行交换，调整血液中的 Na^+ 离子、K^+ 离子的比值，降低 Na^+ 离子的浓度，从而降压。

其实，燕麦不仅适合中老年妇女服用，对于年轻女性也一样有用。因为燕麦还有不错的减肥功效。燕麦所含的丰富纤维，在肠道中可吸收大量的水分，吸水膨胀后会形成高黏度的溶胶或凝胶，附在胃壁上，很容易就令人产生饱腹感，从而控制了进食量。燕麦还能减少脂肪、糖分的吸收。几个作用加起来，减肥就顺理成章地有效了。

有冠心病，常吃醋豆

症状： 冠心病导致的胸闷胸痛、心绞痛等症。

原因： 血瘀，冠状动脉变窄、硬化。

防治冠心病老偏方

买500克黑豆（或者黄豆），去除杂质、坏豆，洗净晒干，煮熟后放到玻璃罐头瓶或者小瓦罐里；买1千克9度米醋，浸泡黑豆，黑豆必须被米醋淹没，将瓶口封严，半个月后就可以拿来吃了。

冠心病属于心脑血管病，是老年人最常见的一种缺血性心脏病，这个病对生命的威胁极大，不可等闲视之。

早期的冠心病患者只是胸部有紧压感，隐隐作痛。随着病情的发展，到了后期，发生冠状动脉严重狭窄时，就会频繁地出现心绞痛，甚至发生心肌梗死。那时候通常需要进行冠状动脉支架手术了，而且手术费用十分昂贵。

陈大妈是我诊治过的一位冠心病患者，几年前因为胸闷、胸痛住院，诊断出有冠心病。医生给她开了降脂药和阿司匹林，让她长期吃，以避免心脏的冠状动脉进一步狭窄。

　　但陈大妈因为胃不好，吃了一段时间后就觉得胃痛，医生说估计是阿司匹林的副作用，又给她换了氯吡格雷。换药后，陈大妈胸口虽然不痛了，但十几块钱一粒药却吃得心疼！

　　她吃了一段时间，看心脏没什么事了，因为心疼药钱，就停了药，结果过一段时间后又复发了，几年来住院加平常吃药已经花费五六万元。陈大妈没有单位报销医药费，也没有参加医保，住院吃药完全自费，令她很是苦恼，听说我有不少花小钱就能治大病的偏方，于是专门来找我。

　　我告诉陈大妈，之前医生给她开的药没有问题，都是防治冠心病的正规治疗药物，但因为她经济拮据，长期买贵药负担不起，可以试一下醋豆的偏方，一日三餐拿它当菜吃，也是一个不错的选择。

　　醋豆的具体做法很简单，买 500 克黑豆（或者黄豆），去除杂质、坏豆，洗净晒干，煮熟后放到玻璃罐头瓶或者小瓦罐里；买 1 千克 9 度米醋，浸泡黑豆，黑豆必须被米醋淹没，将瓶口封严，半个月后就可以拿来吃了。如果没有黑豆，用普通的黄豆也行，效果也差不多。

　　吃豆，尤其是吃黑豆有着悠久的历史。在《本草纲目》里记载了一位名叫李守愚的老寿星，他的长寿秘诀就是每日早晨就水吞服生黑豆二七枚，谓之五脏谷，到老不衰。不过生吃黑豆口感不好，难以下咽，煮熟后再用醋腌制，味道就好了很多，容易让人接受。

　　醋泡黑豆可以防治冠心病，主要是豆在起作用，具体原因有两个。

一个原因是，豆里含有异黄酮的成分。美国 40~69 岁女性的心血管疾病病死率是日本同龄女性的 8 倍，因为美国人均每日服用含异黄酮的食物较少，而日本人喜欢吃豆子，摄入的异黄酮成分能达到美国人的 5~10 倍左右。

异黄酮成分可以降低血脂，还能直接作用于血管平滑肌，抑制平滑肌细胞的增殖，避免动脉血管上的斑块进一步增大；它还具有类似阿司匹林的效果，能抗血小板聚集，避免血栓形成。

大豆异黄酮对于引起动脉硬化的基因也有调节、抑制的作用，正是因为有这些好处，临床上已经研制了从大豆里提取异黄酮制成的药品豆苷元片，用于治疗冠心病。测量结果发现，豆类中的黑豆与黄豆相比，异黄酮含量更高，这就是为什么泡醋豆首选黑豆。

另一个原因是，豆类含有丰富的亚油酸、亚麻酸，这些都是不饱和脂肪酸，吃进人体后能与血液中的胆固醇结合，生成熔点很低的酯。多吃海鱼能防治动脉硬化，就是因为海鱼里含有大量的不饱和脂肪酸。豆子用醋泡过之后，能显著提高其中不饱和脂肪酸的含量，所以更有保健意义。

陈大妈回去后马上腌制了一罐子醋豆，每日三餐当菜下饭。半年后再见到她，整个人的气色好了很多，脸色健康红润。

老是胸闷，每天自己做耳疗

症状：中老年人胸闷、心脏不适。

原因：心血管功能下降，冠状动脉变窄、硬化。

防治胸闷老偏方

（1）两手分别轻捏双耳的耳垂，再搓摩至发红发热。然后揪住耳垂向下拉，再放手让耳垂弹回，连做 20 下。

（2）把食指伸入耳窝，来回转动地掏，尽量使手指接触到耳窝的任何一个部位。每次掏约 5 分钟，至耳窝发热为止。

（3）双手掌心摩擦发热后，先按摩耳朵正面 5 次，再将耳朵反折，按摩耳朵背面 5 次。以上动作每天进行 1 次。

我曾经去过一个社区做义诊活动，有一位 60 多岁的老人家问我，他平时身体挺好，就是偶尔会感到胸闷或心脏不适，时间也不长，大概十几秒，频率也不高，这属不属于心脏病呢？我当时跟他说，胸闷只是一种症状，要判断是什么毛病，必须要来医院进行详细检查。

过了几天，老人家就和家人一起到我们医院做体检来了，检查结果显示老人家冠状动脉有轻微的粥样硬化，主治医师就为老人家开了一些药，嘱咐他回去安心服药。

老人家的家人不太放心，又找到我咨询。我肯定了他们的做法，老人家一旦发现心脏有不适，就要尽快到医院接受规范检查和治疗。现在老人家的情况和我估计的差不多，只是老年人常见的轻微冠状动脉粥样硬化，医生开了药让他坚持服用。

但老人家还是有些放心不下，又专门找我询问，问我只吃那些药管不管用，会不会恶化。我看了医生给他开的药方，告诉他这都是很规范的用药方案，疗效是肯定的。我还教给了他一个自我保健的"扯耳朵"方法，以加强疗效。

1. 搓弹耳垂：两手分别轻捏双耳的耳垂，再搓摩至发红发热。然后揪住耳垂向下拉，再放手让耳垂弹回，连做 20 下。

2. 掏耳窝：把食指伸入耳窝，来回转动地掏，尽量使手指接触到耳窝的任何一个部位。每次掏约 5 分钟，至耳窝发热为止。注意掏耳窝之前，要先剪指甲，以免划伤皮肤。（注意，耳窝不是指耳洞，而是指耳洞外面的区域）

3. 全耳按摩：双手掌心摩擦发热后，先按摩耳朵正面 5 次，再将耳朵反折，按摩耳朵背面 5 次。以上动作每天进行 1 次。

老人家听完比较疑惑，说这不是小孩子在玩耳朵吗？我笑着摆摆手，说这可是对心脏有益的保健方法呢。

中医认为，耳朵与心脏有密切的联系，早在《黄帝内经·素问·金匮真言论篇》里就记载："南方赤色，入通于心，开窍于耳。"意思是心的形态功能和耳的形态功能密切相关，故后世有"耳为心之司"的观点。

另外，耳朵与人体经脉有着十分密切的联系，十二经脉都直接或间接地经过耳朵，所以有"耳者，宗脉之所聚也"的说法。因此，心脏有病时，往往在耳部有一定的反映。

现代医学近年也发现心脏与耳确实存着相互联系。20 世纪 70 年代，弗兰克（Frank）医生在《新英格兰医学》杂志上发表论文，认为冠心病患者往往会在耳垂处出现一些皱纹。

后来又有许多西医学家进行了验证，发现确实如此，并认为大概有 80% 以上的冠心病患者会在耳垂上表现出皱纹，并将其命名为"耳垂冠状沟"。

西医对此的解释，目前认为是因为耳垂局部的血管较为丰富，冠心病患者冠状动脉发生硬化时，虽然病变以冠状动脉为主，但不仅局限于此，耳垂的细血管也因硬化而出现血液循环障碍，导致局部皮肤及组织衰老，使耳垂的胶原纤维、弹性纤维等退化、萎缩甚至断裂，从而形成耳垂皱纹。

应该说这个解释并不太理想，随便举个反例：像手指、脚趾这些地方一样血管分布密集，为什么这里不会出现皱纹呢？但不管怎么样，耳朵与心脏有关系，这个中医理论的观点，毕竟已经被西医学所承认了。

既然耳朵与心脏确有联系，那么在耳朵处刺激，就应该对心脏有益。现代关于耳穴的研究也证实了这一点，发现耳穴能够良性调节血流动力学改变，提高患者抗氧化酶的活性，抑制脂质过氧化反应，调节血脂等，从而达到一定程度的调节血压、改善心血管功能，缓解胸闷、心脏不适等效果。

老人听完后很是信服，后来他一直坚持服药，并每天扯耳朵，现在都快 70 岁了，心脏还一直很健康，没有再出现胸闷不适的症状，血压也挺稳定，每年去医院体检，体检医生都会啧啧称赞他身体很棒。

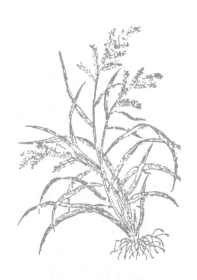

心悸、心慌，用黄芪泡水喝

症状：心悸、心慌、胸口疼。
原因：气血不足、免疫力低下。

防治心悸心慌老偏方
黄芪15克，开水冲泡后每日代茶饮用，1个月为
一个疗程。

几年前，王小姐得了病毒性心肌炎。一开始她以为是普通的感冒，吃了2天感冒药，鼻塞、流涕的症状虽然消失了，但还是胸口闷，还有明显的心慌、心悸症状。

这种病虽不常见，但碰上了还真是个麻烦。经过治疗，她的心肌炎是痊愈了，却遗留下了心律失常这个毛病。一工作她就觉得紧张、身体疲倦，生气时也会有明显的心慌、心悸和胸口疼痛，一休息好了，平常又完全没有症状，心跳也十分正常。

医生说这只是患心肌炎后出现的偶发早搏（异位起搏点过早冲动而引起的心脏搏动，为最常见的心律失常），也没有什么好处理的，只是叮嘱她要注意休息，避免情绪波动。

王小姐觉得很不甘心，难道以后得像林黛玉那样，不能气着、不能累着吗？听说我有不少治病的小偏方，她就专程来找我看看。

我告诉王小姐，偶发的心脏早搏确实不提倡用抗心律失常的西药去干预，因为这类药物副作用较大，但可以用中药调理心脏早搏，起效虽然慢些，但起码安全且无副作用。

我给她推荐了一个简单的偏方：用黄芪 15 克，开水冲泡后每日代茶饮用。

黄芪是有名的补气中药，有"补气诸药之最"的美誉，像王小姐这种患心肌炎后出现的心律失常，按中医看来就是病毒外邪感染，损伤了心气，用黄芪来补益心气正好合适。

黄芪里含有的黄芪总黄酮成分有抗心律失常的作用，它还能增加心肌营养，起到强心效果。因此不论从中医还是西医理论来说，这个简单易行的小偏方都是很适宜的。

王小姐按我的方法每日泡黄芪水喝，1 个月后回来复诊，告诉我确实觉得有效。以前她正常上班的话，每个月平均有 2~3 次心慌、心悸的症状发作，但近一个月却只发作了 1 次，发作时症状也比之前明显减轻，稍微休息就消失了。她继续用这个偏方，连喝了 3 个月，心慌、心悸的症状就完全好了，再也没有复发。

黄芪确实是个好东西，除了能治心律失常外，还有增强免疫力的作用。此外，黄芪的抗衰老和强壮功能也得到了科学研究的证实。

有个实验用来研究人体细胞的生长寿命，结果发现，如果不使用黄芪，细胞在分裂繁殖到第 61 代时就会自然死亡，但使用黄芪后，却延长至 88~89 代才死亡。所以，普通的健康人也可以用黄芪泡水当茶喝，用来补气、增强免疫力和强体延寿。

倘若整天喝黄芪水喝腻了，还可以做黄芪粥来吃。每次煮粥时一般用黄芪 15 克左右，配上 250 克米，小火炖熟即可。

黄芪粥有着悠久的历史，宋代苏东坡在他的《立春日病中邀安国仍请率禹功同来仆虽不能饮》一诗中，有"黄芪煮粥荐春盘"这么一句，讲的就是黄芪粥，可见这是一个很老很老的老偏方，在宋代就已经流行了。

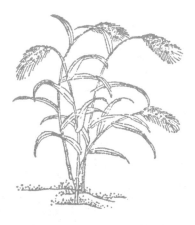

害怕心脑疾病，
每天上午吃一片嫩姜

症状：冠心病、脑中风等血管性心脑疾病。
原因：气血瘀滞，血管被血栓堵塞。

防治心脑疾病老偏方
生姜切成薄片，每日至少吃一片。

我刚从大学毕业时，分配在住院部工作。有一位姓范的阿姨因为脑血栓中风入院，她性格乐观，即使生病了也谈笑风生，与医护人员都有说有笑的，所以给我留下了很深刻的印象。

因为范阿姨病情不重，治疗两个星期后就基本痊愈了。出院之时，我给她开了阿司匹林片，叮嘱她出院后要一直服用，这样可以降低再次脑血栓中风的概率，同时也能降低得冠心病的概率。

第一次得脑中风的患者，如果不注意的话，在以后的日子里复发概率还真不低。美国在1989年做过调查，首次中风的病人，有三分之一在两年内复发。10年之后，随着科技的发展，两年内复发的数字降低了，但是 5 年复发率仍然在三分之一左右。

如何降低复发率呢？经过大量的研究，目前全球的医学界均公认应该让脑血栓中风患者服用阿司匹林，它可以明显降低中风以及冠心病等心脑血管疾病复发的概率。

范阿姨一听要长期吃药，就不乐意了。她认为是药三分毒，长期吃肯定不好。我跟她解释，以前的阿司匹林片如果长期服用，确实不太好，因为可能会引起胃溃疡。

不过现在的阿司匹林片在生产工艺上已经做了重大改良，会在药片外面包一层膜。这层膜在胃里面不会破，到了肠里，膜才会溶化，阿司匹林才会产生药效。这样一来，即使长期服用，也不会导致胃溃疡了。

阿司匹林为什么能够降低心脑血管疾病的复发率呢？我继续向范阿姨解释。人的血液里有一种成分叫作"血小板"，当伤口出血时，无数的血小板聚集在伤口处，把伤口给堵住，过了一会儿血液就会自动凝固，不再出血。

一般人都知道中风、冠心病这些疾病的发生，是血栓造成的，即血管被血栓堵塞了。而血栓的形成，和血小板聚集抱团有着直接的关系。阿司匹林治中风之所以有效，是因为它能够制止体内一种叫作血栓素 A2(TXA2) 的物质合成。

而血栓素 A2，恰恰又是激活血小板功能的关键。当阿司匹林制止了血栓素 A2，相当于降低了血小板的功能，血小板就不会轻易聚集，形成血栓。这样一来，中风、冠心病等疾病的发生率就明显下降。

尽管我百般解释，范阿姨仍然表示不想长期吃药。我只好给她推荐一个偏方，即每天吃一片姜。

姜只是一种食物，长期吃也没有副作用，而且有句话叫作"冬吃萝卜夏吃姜，不用医生开药方"，这说明大家都很认可姜的保健作用。

姜含有生姜酚、姜烯酮、姜油酮、去氢姜二酮等成分，这些成分也能够抑制血栓素 A2 的合成，降低血小板功能，使之不容易聚集抱团，降低血栓形成的概率。值得一提的是，生姜中的"姜酚"跟阿司匹林在制止血小板抱团聚集方面，能力相差无几，根本无须担心天然食物疗效不佳。

听我解释完，范阿姨终于放下心来。出院后她定期回来复诊，告诉我她每天都吃生姜替代阿司匹林片。就这样一吃 5 年多，过了脑中风 5 年复发的坎，到现在离第一次脑血栓中风几乎 10 年了，她的身体还是挺不错的。

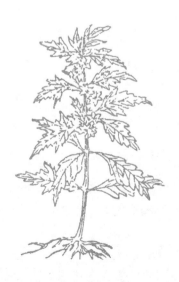

坚持揉肚子，胸闷、胸痛少发作

症状： 胸闷、胸痛。

原因： 脾胃虚弱引起的气滞血瘀。

防治胸闷胸痛老偏方

先把手掌放在肚脐上，以肚脐为中心，沿顺时针转圈，向外一圈一圈揉搓，饭前饭后实施。

一位 86 岁的老奶奶 20 年前就被诊断为冠心病，最后严重到不得不做冠状动脉搭桥手术。术后 1 年，她又因为反复胸闷、胸痛住进了医院。住院用药后，老奶奶的症状依然没有得到缓解，胸闷、胸痛时常发作。

心脏科医生打算给她做第二次心脏搭桥手术，老人家不愿意了，她担心自己年纪大了，受不住这般折腾。后来，这位老奶奶联系上我，请我前往会诊。

我详细了解过她的病情后，得知老奶奶的心绞痛发作很有规律性，主要是在每次吃完饭后出现。她的胃口本来就不好，吃的东西也不算多，但每次吃完东西就会有胸闷、胸痛。如果不吃心脏药的话，得 1 个多小时才能慢慢缓解。

听到这里我大概明白了，这位老奶奶的冠心病这么严重，与她的胃口不好有很大关系。从中医来说，老奶奶属于脾胃虚弱。脾胃乃后天之本，气血生化之源，因此脾胃虚的话，就会"气血生化无源"，进而导致气血虚弱。心脏失去足够的气血营养，导致"不荣则痛"。

另一方面，从中医理论来说，脾胃还主持着人体水液的运化，脾胃虚弱就会令水液聚而成痰，痰阻则气滞，气滞则血瘀，最终阻塞心脏脉络，导致"不通则痛"。

总之，这个脾胃和心脏的关系可大着呢，中医有一句古话叫作"有胃气则生，无胃气则死"，更证明了脾胃的重要性。

从现代医学的角度来解释老奶奶的病情，形象点说，是因为这位老奶奶消化功能本来就差，吃饭少，血液中吸收的营养就少，心脏细胞获得的营养长期不足，处于"饥饿"的状态。

一吃饭，人体的大量血液就会聚集到胃肠道附近（我们吃完饭后，会觉得脑子有些迟钝，就是因为大量血液积聚在胃肠道，令脑部供血减少），结果心脏细胞获得的供给就更少。

于是，心脏就会向大脑叫苦，发出胸闷、胸痛的信号了。由于老人家的消化吸收差，因此血液要长时间地聚集在胃肠道附近，以求运走尽量多的营养物质，所以老奶奶在吃饭后，要1个多小时以后，等血液不再集中在胃肠道了，胸痛、胸闷才能得到缓解。

明白了病因，我告诉老奶奶一个简单的偏方——经常揉肚子。

操作时要先把手掌放在肚脐上，以肚脐为中心，沿顺时针转圈，一圈一圈向外揉搓，把整个肚子都揉完算1次。每天三餐前反复做50次，揉完了再吃饭，饭后也要再揉至少 10 次。

揉肚子的目的是"补脾胃"。肚子上有主胃肠等消化系统的募穴，它是输注脏器真气到人体前部的穴位。揉肚子可以刺激这些穴位，从而调胃理脾，加快肠道蠕动，增强消化吸收功能。

这个效果已被现代科学研究证明了。曾有人将穴位埋线治疗功能性消化不良与西药治疗进行过疗效对比，发现穴位刺激的方法在促进胃肠动力方面效果更持久有效。

1 周后，我再去看望老人家，进入病房时发现她的床位空着，正纳闷，抬头看见她拄着拐杖从走廊慢慢走过来。

老太太的气色看起来好了很多，她开心地告诉我，自从我那天走后，她一有空就照我说的方法做，第二天果然就觉得胃口好了一些，吃饭后也没那么胸闷、胸痛了。

以后每天都这样做一做，症状不断改善，这两天已经没有再出现胸闷、胸痛了。今天医生查房时告诉她，照这个情况发展下去，第二次心脏搭桥手术就没必要再做了，也许下周就可以出院了呢。

过了 1 周，老奶奶果然在医生安排下出院了。出院后 1 个月她来看我的门诊，说还在坚持我教的方法，现在病情很稳定，胃口越来越好，家里人都说她气色红润了很多。这位老奶奶今天仍健在，也没有再做过心脏搭桥手术了。

贫血，喝蒲公英茶或三红汤

症状： 缺铁性贫血。

原因： 胃病导致铁吸收不足，体内铁元素不足。

防治贫血老偏方

（1）蒲公英30克泡水饮用，每日3次。

（2）三红汤：红枣7枚、红豆50克、花生红衣适量。三味共熬汤，每日1次。

缺铁性贫血是由于体内铁元素不足，致使用于合成血红蛋白的铁缺乏而所引起的。该病是全球性疾病，在临床上十分常见，据世界卫生组织调查，现在全球有4~5亿人患有此病。

廖女士30多岁，是市图书馆的管理员，她的老家在有名的茶都福建安溪，有喝功夫茶的习俗。我去图书馆时，总会见到她在泡茶喝，我提醒她，茶叶含有鞣酸，会与肠胃道里的铁元素结合，可能会导致体内的铁不足，引起缺铁性贫血。

廖女士从小就有喝茶的习惯，对我的提醒也没太往心里去。后来，单位组织员工体检，廖女士被查出贫血，并且真的就是缺铁性贫血。体检中心的医生给她开了补铁的药吃，但连续吃了补铁剂 1 个月，再复查血常规，贫血状况基本上没有改善。她这才慌了，连忙找到我来问诊。

我详细问了相关情况，仔细做了检查，给她开了一个偏方：用蒲公英泡水喝，每日 3 次。

廖女士问我："蒲公英不是清热解毒的吗？能治缺铁性贫血吗？"我让她先喝两个星期试试看，那个补铁药也不能停，一起吃。

廖女士见我很有信心的样子，就没有再细问。她依言行事，两个星期后复查血常规，果然有了效果，廖女士的血色素往上升了 8 克！她很高兴，要我解释一下用蒲公英治缺铁性贫血的原理，她说她平时也翻翻医书，却从来没有看到过这个偏方。

其实，自古以来并没有蒲公英补血的说法，用在廖女士身上，根本不是为了给她补铁补血的，而是为了治她的胃病。我得知她的胃部有时候会不舒服，胃胀、泛酸，而且在按压时也会有点压痛，于是，我想到她的缺铁性贫血可能不是因喝茶多引起的，很有可能是因为胃吸收不了铁，所以任她怎么吃补铁剂都没有效果。

临床调查研究发现，引起缺铁性贫血最主要的原因就是胃病，胃病导致铁吸收不足，而胃病主要与幽门螺杆菌感染有关。古医书就记载蒲公英对治疗胃病有效，如清代《外科证治全生集》中记载："蒲公英瓦上炙枯黑存性，研末火酒送服治胃脘痛。"

现代研究发现，它既能杀灭抑制幽门螺杆菌，又能修补胃黏膜的损伤，所以对胃病有不错的疗效。胃好了，铁吸收强了，所以这补铁药吃进去就能发挥作用了。

听我说完，廖女士恍然大悟，还让我给她开点真正补血的中药来调理一下，可以更快地治好贫血。我给她推荐了三红汤偏方，这个偏方做法如下：红枣7枚、红豆50克、花生红衣适量（如果没有花生衣，用花生也可，但不能去掉花生衣），三味共同熬汤，连汤共食之，每日吃1次。

其中红枣性平，补脾益气，所含的多糖成分能促进造血功能，对红细胞、白细胞、血小板功能均有提升作用。红豆性平，有健脾之效。研究发现，花生衣能增加血小板的含量，同时可促进骨髓的造血功能，所以这个三红汤并不是为了补铁，而是起到增加营养、补益身体的作用，促进血色素的合成、代谢，加快补血的速度。

廖女士按照我说的做，2个月后复查，血色素已经完全恢复正常了。我又告诉她可以用铁锅炒菜来增加菜肴中的铁元素，常吃点菠菜、猪血等增加铁元素的摄入，喝淡茶而不要喝浓茶。她掌握之后，至今没有出现过贫血症状。

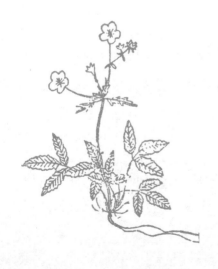

甘草泡水喝，护肝还养肝

症状： 肝功能异常、肝炎引起的肝痛。

原因： 应酬喝酒导致肝功能异常，病毒侵入肝脏。

养肝护肝老偏方

甘草 20 克，泡水饮用。

在我国，人们一说起乙肝总是谈虎色变，老胡也常常为此苦恼。他加班劳累，又忙于应酬，很容易觉得疲乏，去医院一查，发现肝功能指标明显升高。

老胡是单位里的老黄牛，身体状况不大好，曾经多次住院治病，打针吃药虽然能控制病情，但肝功能指标总是不正常，让他觉得很麻烦，也影响工作。

肝病专科医生建议他使用干扰素和拉米夫定的方法，但是价格太高接受不了，加上服药时间长，还担心有副作用，老胡对采取这种方法心存犹豫。

医生还说要注意休息，把酒戒掉，才能避免复发。对于医生的告诫，老胡又觉得人在江湖，身不由己，况且他又是家里的经济支柱，为了生活也不得不如此。

后来，他听说我有不少护肝偏方，就专门来找我，希望我能提供点帮助。

我给他推荐的偏方是喝甘草茶，加班劳累时、喝酒应酬前都可以泡水饮用，1 周喝上几次。

用甘草来保肝护肝有着悠久的历史，这味药始载于秦汉的《神农本草经》，并被列为上品，被认为"主治五脏六腑寒热邪气，坚筋骨、长肌肉、倍力气、解毒"；在《本草纲目》中也有关于它的记载："诸药中甘草为君……故有国老之号。"

甘草里含有甘草酸等有效成分，能通过抑制补体而防止肝细胞损害，进而起到保肝作用，并通过改变细胞膜通透性阻止病毒进入肝细胞，达到抗病毒的作用。

此外，它还能集中附着在肝细胞内抑制乙肝病毒，因此在乙肝的治疗中具有比较确定的效果。临床上还以甘草为原料，制作了甘利欣、强力新等著名的保肝护肝药物。在日本，有学者通过 15 年的跟踪研究，发现长期服用甘草酸的患者，肝脏癌变率降低了 50%。

老胡听了我的解释后非常高兴，回去按照我的方法买了一大堆甘草，经常泡水服用。半年后他告诉我，整整半年都没有感觉到以前那种疲乏，肝功能检测也都正常呢！

不过，如果长期服用甘草，则要注意它可能引起血压升高、身体水肿，所以，对于高血压、肾功能损害的患者，这个偏方要慎用才行。

天天按耻骨，头不痛、脑不晕

症状： 中老年人头晕、头痛、头昏。
原因： 阳气上亢、肝肾亏虚。

防治头晕头痛老偏方

在耻骨骨面下缘寻找压痛明显处，用手指进行深按，每次均要求深按至骨面，以有胀痛感为宜。每天按摩次数以痛感减轻或消失为准。

头昏、头晕、头重、头痛是老人家们经常抱怨的一个问题，在这里，我教大家一条遵循中医整体观原则的"上病下取"偏方。

由肚脐从上往下推，会触摸到一个拱形的骨头，这块骨头就是耻骨。耻骨上缘的中心处有一个穴位叫"曲骨穴"，越过曲骨穴，继续往下方，在耻骨下缘处按压，一般可以找到一个敏感的压痛点，在此处进行按压。

按压时，先用力一下一下深按，每次均要求深按至骨面，要求按压有胀痛感为宜，一般连按10下后，即可感到头昏感减轻，头脑清醒。反应敏感者一次即可使头昏感消失，效果不佳者亦可增加按摩次数，或一天内进行多次。

此法既可在病症出现时治疗使用，亦可作为一种预防保健方法，每天进行 1 次即可。不过，作为预防保健时，就不强调非要在耻骨处找敏感压痛点了，只需要在耻骨处由上至下按压即可，每次按摩 5~10 分钟。

临床上我使用这个方法收到过不少奇效。比如有位郑老伯，他来看病时说近两周每天早上会出现头晕症状，1~2 小时后渐渐消失，但次日又再出现。

我怀疑他可能有高血压病，让他佩戴 24 小时动态血压监测仪监测血压，果然发现血压升高，而且集中在早上血压最高，达 150/95mmHg。但郑老伯不想服用西药降压，问我有没有什么中医的办法。

我就教了他这个耻骨按摩偏方让他先试试，叮嘱他一日至少进行 3 次，尤其是在清早起床前。2 周后复诊时，他说头晕症状已消失。让他再进行 24 小时动态血压监测，发现血压竟也基本恢复正常。

后来郑老伯每天坚持这个方法，至今已有 2 年多了，头晕再无发作，多次测量血压，也处于正常范围。

又比如有一位章伯伯，因为头昏头重感持续 1 个多月来住院治疗，他头晕的特点是，平躺时症状轻微，但站起、坐起及走路时，头昏头重感即明显出现，做了多项检查，但诊断还不是太清楚，来找我会诊时，他已经吊了 3 天的活血化瘀扩血管的针液，但症状还没有缓解。

当时我刚学会这个方法，于是就在他耻骨下端处按压，让他配合我找到压痛点，按压数下后，让他再起来试试，他说头晕症状减轻了。

于是我就直接在此处针刺，一针下去，他立刻就感到头脑清醒了，留针 30 分钟后起针，他站起来走动，仍有头昏头重感，但已明显好转。

再教他自行按摩耻骨，一日按摩 3 次以上，每次至少 10 下。次日他说头昏头重感全消失了，顺利出院了。

耻骨这里还可以治疗头痛病。有一位黄大叔，我印象十分深刻，他来看病时说经常头皮发紧、疼痛，西医诊断是紧张性头痛。来找我时他正是症状明显的时候，当时我一眼就在他耻骨处看见皮肤上有一块瘢痕，按压深处亦有疼痛感，黄大叔说这块瘢痕是曾经长了个脓疱，破溃后留下的。

当时我就在这块瘢痕处扎了一根针，针刺下去，患者马上就说头皮放松了，疼痛也突然消失无踪，很是神奇。

这个方法从西医原理上比较难解释，但从中医理论看来就很有根据。中医临床上治疗某一个病的思维方式，基本上可以分为局部治疗和整体治疗两大类别。

局部治疗，就是我们常说的俗语"头痛医头，脚痛医脚"，比如在治疗头昏头晕病时，可以通过按压颈部枕骨后缘的治疗方法来治疗，这可以说是一种局部治疗思维。

而整体治疗，就是"头痛不医头，脚痛不医脚"，即并不在疾病所在部位处进行治疗，而是在远离病位处治疗，比如这个耻骨对付头昏头痛就是此类。

对于很多简单的病，或发生于年轻人身上的疾病，由于病机比较简单，往往只采用局部治疗即可达到良好效果，但是对于老年人所患的疾病，局部治疗往往并不理想，而更需要采用整体治疗的思维和方法。在本书中，你会发现，很多方子都是属于"整体治疗"的思维。

中医的整体治疗有多种原则，其中"上病下取"就是一个。采用耻骨治疗头昏头痛，其思维方式是将头部和人体的躯干视为一个整体。头部在最高位，在上，属阳；耻骨这里，自然就是最低位，在下，属阴。

头晕头痛，在中医看来，往往属于阳气上亢导致，所以要用耻骨处的阴气来中和阳气，从而达到阴阳平衡之效。

另外，从经络学说来看，耻骨这里有肝、肾经通过，而中老年人由于肝肾亏虚，头晕头痛往往由肝、肾经病变所导致，因此按摩耻骨这里，不仅有治疗效果，还能起到调补肝肾，预防保健之效。

不过需要提醒，由于头晕头痛往往是心脏病、脑血管意外等重大疾病的症状，所以在使用此法时，需要注意明确疾病诊断为宜。

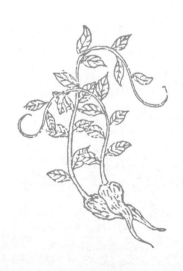

精神紧张或天气骤变时偏头痛，用白萝卜汁滴鼻

症状：偏头痛。

原因：气滞血瘀。

防治偏头痛老偏方

取白萝卜一小块切碎、压汁，患者取仰卧位，头向后仰，每次滴鼻孔3~5滴（两个鼻孔都滴），头痛发作时，一般滴入10分钟后可缓解，如无缓解可再滴1次。为预防发作，可连用2周为一个疗程，一般使用1~2个疗程。

去年坐火车回老家时，结识了一位邻床的老伯，老伯今年50多岁，虽然年过半百了，但工作还是很忙。得知我是中医师后，他就向我请教偏头痛的问题。

老伯患有偏头痛已经五六年了，每当精神紧张或天气骤变时，头痛就会发作，太阳穴及半边头就会一跳一跳地痛，并会一直持续几个小时，甚至一两天都难受，有时还伴有恶心、呕吐等症状，虽然发作时吃头痛

药有用，但这药吃多了对身体总是不好的。

后来他发作时也很少吃药，发作时就睡觉，实在顶不住时才吃点头痛药。

这个病他去多家医院的神经科都看过，照过 CT，做过核磁共振检查，最后确诊为血管神经性头痛。

医生告诉他这个病治疗办法不多，叫他注意避免精神紧张，不要发怒或情绪波动，没有提供实质性的治疗方案。他后来也就不怎么管了，这次遇到我，他突然想知道中医有什么好办法没有。

我笑着对他说，中医治疗偏头痛办法可多了，只是效果因人而异。我叫他不妨试试用白萝卜汁滴鼻。

具体方法：取白萝卜一小块，切碎、压汁，患者取仰卧位，头向后仰，每次滴鼻孔 3~5 滴，要注意两个鼻孔都滴，头痛发作时，一般滴入 10 分钟后可缓解，如无缓解可再滴 1 次。

我嘱咐老伯，为预防发作，可连用 2 周为一个疗程，一般使用 1~2 个疗程。可减少偏头痛发作的频率，甚至可以预防以后的发作。

萝卜汁滴鼻这个方法，据说早在北宋王安石时期就开始应用，中医药古籍《本草备要》是这样记载的："王荆公患偏头痛，捣莱菔汁，仰卧……两鼻齐注，数十年患，二注而愈。"这里所说的莱菔汁就是白萝卜汁。

从中医理论讲，白萝卜为顺气之品，而头痛主要原因是气滞血瘀，不通则痛，因此，在鼻部局部用药，利用白萝卜的顺气之性，就能起到疏气、解瘀、止痛之效。

现代研究则发现，白萝卜含有消炎、止痛、调节血管功能的效果，这可能就是其治疗偏头痛的机制。

老伯听了表示愿意一试，又问白萝卜汁上班时不好找，还有什么办法呢？我想了想，说用麻黄素滴鼻也可以。

具体做法：采用 1% 麻黄素滴鼻液滴入双鼻孔，每鼻孔滴入 2~3 滴。头痛发作时，如滴入后 10 分钟仍未缓解，可再滴 1 次。这个药在各大药房里都容易买得到，是治疗鼻炎的常用药，而且价格很便宜，一般 1 元钱左右就买得到了。

用滴鼻液来治疗偏头痛，老伯听了觉得有点奇怪，其实是有科学道理的。血管神经性头痛的现代机制其实不是很明显，研究显示可能与血管扩张，还有血管运动有关的中枢神经部分功能失调有关。

这个病在发作初期会使颅内血管和眼底血管收缩，此时会出现视力障碍及眼前不适感等。大概几分钟后，颈外动脉系统血管扩张，这时就会出现明显的头痛、跳痛感，还可伴有恶心症状，可持续数小时至数日。

1% 麻黄素滴鼻液一般用于鼻塞、流涕，因为它有收缩血管的作用，能使鼻黏膜下血管收缩，减少液体渗出，迅速缓解鼻塞、流鼻涕的症状。

把它用于治疗偏头痛，就是靠它这个收缩血管的特性。要知道，鼻腔其实是颅内外小血管交织的场所，经鼻腔黏膜给 1% 麻黄素滴鼻液后，药物迅速被鼻黏膜吸收，并扩散至颅脑血管，可使颅内外血管均收缩，这样就可以对抗偏头痛的血管扩张，迅速减轻头痛了。

临床试验证实，连续使用麻黄素滴鼻液一个疗程，2 周左右，就能够有效减少偏头痛发作的概率，其机理可能是对血管扩张及血管运动有关的中枢神经部分功能失调产生了良性调整。

值得一提的是，麻黄素使用过量，是有可能造成心率增快、血压升高等副作用的。不过，上述方子含有的麻黄素量很小，1%麻黄素滴鼻液每次使用几滴，这样人体摄入的麻黄素剂量是很小的，基本上不会出现副作用，但万一有上述反应，则需要注意慎用。

老伯听了我的话决定回去试用，他还问了我的联系方式，我就告诉了他自己的电子邮箱。过了几个月，我邮箱里收到一封信件，正是老伯写来的。

他告诉我，他回去不久后便头痛又犯了，想起我说的方法，刚好家里药箱里有麻黄素滴鼻液，就拿来用了，果然一滴下去，过了两三分钟，头痛就迅速减轻了。用了1周后，他又改用萝卜汁滴鼻预防偏头痛，想不到后面的几个月里，他的偏头痛都没有再犯过，所以专门让他孩子上网，写了封信来表示感谢。

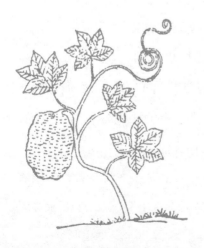

第 **4** 章

肠胃好，
免疫力才强

腹胀、嗳气、胃口差，
每天按足三里穴

症状：吃饱后容易腹胀、嗳气。
原因：胃气不足、消化不良。

防治腹胀老偏方

先找到足三里穴，它位于膝盖外侧凹陷处往下约四指宽处；再用指腹以画圆方式按压此穴，以带酸胀感为宜，每次 15 下。每天按 2~3 次，坚持 2~3 个月。

胃是人体重要的消化器官之一，一般在正常情况下，它会不停蠕动，将食道送下来的食物研磨碎。如果它的蠕动不正常，就会妨碍消化和吸收，这时就会有过量气体积聚在一起，形成胃气。

这时，吃下的东西被迫滞留胃中，不能及时送到肠道，那些吃下去的食物就会在胃里面发酵发臭，形成酸腐气味，同时也会出现胃胀的症状。

腹胀是一种常见的消化系统症状，我母亲上了年纪后，饭后也常常

腹胀，后来她从一位老中医那里学了一招，腹胀情况就好多了。

这一招很简单，就是按摩足三里穴。足三里穴不难找，就位于外膝眼下四横指、胫骨边缘，也就是在膝盖外侧凹陷处往下约四指宽处。

按摩时用指腹以画圆方式按压，以带酸胀感为宜，每次 15 下。每天按 2~3 次，坚持 2~3 个月。

消化不良型的腹胀一般是由于胃动力不足、消化酶分泌减少引起的。中医认为，按摩足三里穴有生发胃气、燥化脾湿、补中益气、通经活络、扶正祛邪的作用。

现代医学研究则发现，针灸刺激足三里穴可使胃肠蠕动变得有力而规律，并能提高多种消化酶的活性，增进食欲，帮助消化；此外，还可调节机体免疫力、增强抗病能力。

虽然针灸不适合自己在家里操作，但我们可采用长期的按摩，一样能起到增强消化能力的效果。

治疗消化不良、腹胀的穴位还有很多，除了足三里穴，平时还可配合按压中脘穴。这个穴位就位于肚脐上方四指宽处，我们平时吃饱后摸肚子时，有意无意都会按到，按一会儿这个位置，总会觉得肚子舒服很多，没那么饱胀了。

按压这个穴位的方法和按压足三里穴一样，也是用指腹以画圆方式按压，以带酸胀感为宜，每次 15 下，每天按 2~3 次。坚持按压可和胃行气，止痛，改善消化不良、胃痛、腹部闷胀感。

按摩穴位的效果只是暂时的，遇到腹胀时如果按上述方法效果不明显，也可吃些助消化的药物，比如常用保和丸、舒肝健胃丸等。

还需提醒的是，腹胀的原因有很多，并非全是由单纯的消化不良引起。45 岁以上的人由于消化功能减弱，会导致功能性腹胀；新生儿吃奶后会出现生理性腹胀，这与消化道发育不成熟有关，问题不大。

需要当心的是病理性腹胀，可能是由腹腔器官病变引起的，比如慢性胃炎、胃溃疡、肠炎、便秘、胃肠道肿瘤、胆管及胰腺等消化道疾病等，又或是泌尿道、生殖道感染及肿瘤。

建议腹胀长期不愈，超过 2~3 个月的人，应进行幽门螺杆菌检查。长期腹胀、腹痛的中老年人最好上医院查查大便潜血，或做个胃肠镜肿瘤排查。

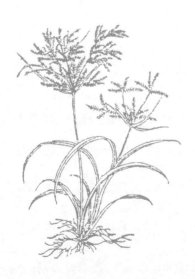

肠胃不好消化差，
喝补中益气汤见效快

症状：胃下垂、腹胀、面色萎黄、气短乏力。
原因：中气不足、脾虚下陷。

补中益气老偏方

取黄芪 15 克、党参 15 克、白术 10 克、炙甘草 15 克、当归 10 克、陈皮 6 克、升麻 6 克、柴胡 12 克、生姜 9 片、大枣 6 枚，上述药材加水 300 毫升，煎至 150 毫升，去渣，空腹时稍加热服用。每天 1 剂，连服 5~7 天。

有人说，吃饱饭不可以立马松腰带，否则容易得胃下垂。其实胃下垂的形成没有这么简单。所谓胃下垂，简单点说，就是人站着时，胃的下缘过低，最低点超过了脐平线。

有这个病的人，吃不了多少食物便有饱腹感，腹部常有胀满、沉重、压迫的感觉，这与食物入胃后排空速度缓慢有关。

这个病的原因除先天体形瘦弱外，还与经常暴饮暴食或用餐后立即运动的习惯有关。另外，多次生育的妇女、接受多次腹部手术的人也容易得这个病。

我们门诊的实习护士小周就患有胃下垂，经常在餐后发病。且不管吃多吃少，每次发病时她都会觉得腹部有持续性隐痛，经常出现饱胀、恶心、嗳气。

因为这个病，小周越发消瘦，脸色萎黄，动不动就气短乏力。迄今为止，对胃下垂患者的治疗尚无特殊方法。西医除对症处理和必要时用手术治疗外，并无针对胃下垂治疗的特效药。

得知了小周的病情，我建议她试试中医疗法。中医认为，胃下垂是因为中气不足、脾虚下陷引起的，治疗以补中理气药物为主。如果再配合食疗，那治疗这个病并不难。小周听了当即有了信心，急忙叫我给她开个方子。

我想了一下，马上打印出一个方子，叫加减补中益气汤。

取黄芪 15 克、党参 15 克、白术 10 克、炙甘草 15 克、当归 10 克、陈皮 6 克、升麻 6 克、柴胡 12 克、生姜 9 片、大枣 6 枚，上述药材加水300 毫升，煎至 150 毫升，去渣，空腹时稍加热服用。每天 1 剂，连服5~7 天。

补中益气汤是著名的古方，可通过补气升阳，使下陷的中气得以恢复，从而治疗脏器下陷。

方中的黄芪补中益气，升阳固表，是君药；党参、白术、炙甘草甘温益气，补益脾胃，是臣药；陈皮调理气机，当归补血和营，可辅助治疗；再加上升麻、柴胡，可升举清阳。综合下来，全方有补气健脾、升提中气的作用，可治疗脾胃气虚诸症，恢复中焦升降的功能。

　　我嘱咐她，这个方子最好在发病时连服几次，可缓解腹痛。但不能长期吃，平时最好的保养方法就是食疗。我建议她试试两个食疗方：黄芪党参炖老母鸡和莲子山药猪肚粥。

　　黄芪党参炖老母鸡可补中益气，还有固表利水、生津养血的功效。山药、莲子、糯米能补中益气而养胃阴，猪肚是补脾胃之要品，脾胃得补，则中气健旺，下垂的脏器即可恢复原位。这两个方子的具体做法如下：

　　取老母鸡 200 克、黄芪 15 克、党参 12 克、姜 2 片。将上述药材洗净，与鸡肉、姜片放入锅内，加水和精盐适量，炖熟食用。每周 1~2 次，坚持服用 2 个月。

　　取猪肚 1 个，莲子、山药各 50 克，糯米 100 克。将猪肚去除脂膜，洗净切碎，莲子、山药捣碎，和糯米同放锅内；加水用文火煮粥，早晚 2 次食完，隔日 1 剂。10 天为 1 个疗程。

　　我还建议小周，不要吃太稀的食物，以免食物立马沉到胃的底部，对病情不利。要少食多餐，餐后不要立刻就站起来，一般餐后半小时胃内食物开始排空，这时才能站起来走动。

　　小周按我说的认真调养，坚持了大半年，胃痛的症状基本就好得差不多了，脸色也逐渐红润，餐后饱胀的情况没有再出现。

慢性非感染性腹泻，
按揉肚脐两边的天枢穴就好

症状：慢性腹泻、肠炎，伴有腹胀、恶心呕吐等
症状。
原因：体质虚弱、脾胃虚弱。

防治慢性腹泻老偏方

全身尽量放松，找到肚脐旁的 2 个天枢穴，分别
用拇指指腹压在两侧穴位上，力度由轻渐重，缓
缓下压，指力以患者能耐受为度。持续五六分
钟，再将手指慢慢抬起，但不要离开皮肤，在原
处轻轻按揉片刻即可。另外，还可配合按摩大肠
俞、足三里等穴。

腹泻俗称"拉肚子"，是生活中常见的小毛病，但腹泻一直好不了，
那可是很要命的。长期腹泻不能随便吃药应付了事，要知道，腹泻大多
是肠道疾病的表现，总体可分感染性和非感染性两种。

感染性腹泻多呈急性，如细菌性痢疾、肠结核等；非感染性腹泻多

呈慢性，如溃疡性结肠炎、小肠吸收不良等。

另外，一些严重的肠道疾病如大肠癌、肠道肿瘤等，以及一些常见疾病如甲亢、糖尿病、肝硬化、巨幼细胞性贫血和慢性胰腺炎等，也会引起腹泻。

因此，腹泻超过几个月的人，特别是中老年人，最好上医院检查清楚。如果没有发现其他疾病，又排除了严重的肠道疾病，这时候就可以用中医的按摩方法试试。

我的一位老同学就经常腹泻，断断续续已经超过大半年了，她去看过医生，医生说她是慢性肠炎，吃了很多药就是不见好。有一次同学聚餐，大家在酒店里吃完晚饭不久，她又开始腹泻，急忙跑去卫生间。等她出来，我问她好点没有，她说肚子还是有点难受。

得知了她的情况，我当即教了她按摩天枢穴这个方法。

天枢穴有两个，分别位于肚脐左右两边 6 厘米处。我叫老同学坐在沙发上，嘱咐她全身尽量放松，然后找到她肚脐旁的两个天枢穴，分别用拇指指腹压在两侧穴位上，力度由轻渐重，缓缓下压，指力以她能耐受为度，持续了五六分钟，再将手指慢慢抬起（但没有离开皮肤），在原处轻轻地按揉了片刻。

按摩完后，同学当即说腹痛腹胀缓解了，肚子舒服了很多，她问我这个穴位怎么会有这么神奇的效果。

我笑着告诉她，中医的穴位疗法是经过验证的，当然有效。按照中医的说法，慢性腹泻主要是因为天生体质虚弱，或病后体弱，久泻伤脾，致脾胃虚弱、运化失调，不能升降清浊引起的。

而天枢穴是大肠的募穴，属于足阳明胃经，是腹部要穴。据《千金方》记载："天枢，主疟振寒，热盛狂言。天枢，主冬月重感于寒则泄，当脐痛，肠胃间游气切痛。"

临床经验表明，针刺或以艾灸刺激天枢穴，都能有效地增强肠腑功能，消除或减轻肠道功能失常而导致的各种症候。

用手指按摩天枢穴虽不如针灸见效快，但也能改善肠腑的功能，有效缓解各种肠道疾病，长期坚持，不但能防治腹泻，对便秘、腹胀、脐周围痛、腹水、肠麻痹、消化不良、恶心想吐等症，也有很好的治疗效果。

我嘱咐老同学，平时如果因消化不良或受寒而引起腹泻的时候都可以试试按摩天枢穴。按摩之前如果有便意，要先排去大便再进行。

还可配合按摩大肠俞、足三里穴，起到温通气机、调理肠腑的作用，可辅助治疗慢性肠炎、小儿腹泻等。

大肠俞就在腰部，位于第四腰椎棘突下左右二指宽处。按摩这个穴位可调和脾胃，治疗腹泻、肠炎、痢疾、便秘、小儿消化不良等，还可改善腰痛、男子早泄等问题。

至于足三里穴，它位于膝盖外侧凹陷处往下约四指宽处，有腹胀、消化不良、腹泻等肠胃病找它治疗准没错。

消化不良、时泻时止，要吃八珍糕

症状：脾虚型腹泻，时泻时止、消化不良、面色苍白。

原因：脾虚、免疫力低下。

健脾止泻老偏方

取薏米、芡实、扁豆、莲子、山药各90克，党参、茯苓各60克，白术30克，白糖240克；共研细末，同适量粳米粉或糯米粉混匀，加水和匀，蒸成糕饼，可经常食用；吃不完也可切块、烘干，贮存起来再吃。每周吃数次，坚持1个月后可见效。

有一次在大街上遇到许久不见的熟人林女士，林女士拉着她6岁的女儿说正要去看病。我看她女儿面色苍白，清瘦了不少，就问她怎么回事。

她说她女儿经常感冒，每次感冒发热，吃药治好感冒后都会拉肚子。最近这次拉肚子持续得特别久，时好时病的，拖了好几个月都不见好。

也上医院检查过，医生说是肠胃功能紊乱，但是吃了很多药也没效果，只好再找大医院的医生看看。

我叫林女士拿出病历给我看看，又详细问了林女士她女儿的症状，她说她女儿经常是吃完饭后马上拉肚子，拉的大便中有不消化的食物。

我给她女儿把了脉，看了看舌头，发现她女儿脉沉无力，舌淡、苔薄白。我问她女儿小时候是不是流口水很严重，现在睡觉时有没有露眼睛的现象。她点了点头，说女儿小时候常流口水，现在睡觉时还半睁着眼睛呢。

我叫她别太担心，她女儿这是消化不良引起的腹泻，从中医的角度来说，病因是脾虚。脾胃是后天之本，脾胃功能强劲，吃下的食物才能更好吸收；若脾胃虚弱、运化失常，食物不能吸收就会直接从肠道排出。

这个病治疗的关键不是止泻，而是补脾。补脾的药物有很多，但中医治病讲究的是药食同源，我建议林女士给女儿食疗补脾，回去做点八珍糕吃。

八珍糕有"千古养生第一糕"之称，是老幼咸宜的佳品，相信很多人对它并不陌生。

说起这个糕点的起源，还跟慈禧太后有关呢。相传，慈禧由于嗜食油腻肥甘的食物，而出现消化不良、腹胀、恶心、呕吐、腹泻的症状。太医去为她会诊，认为她的病是脾胃虚弱所致，给她开了一张由八味既是食物又是药物的材料组成的方子，就是用茯苓、芡实、莲子、薏米、山药、扁豆、党参、白术等加白糖做成糕点。

吃了此糕几天后，慈禧太后的腹胀、腹泻等症状竟完全消失了，食欲恢复，脸上的病态一扫而空。慈禧太后一高兴，便给这款糕点取名叫"八珍糕"。从此，"八珍糕"成了慈禧最爱吃的食品之一。

如今市面上也有现成的八珍糕卖，但这些糕点多会加入湿糖（糖浆加油）等甜腻配料，不仅滋腻而且容易生痰湿，吃多了还有肥胖的可能。所以，最保险的食疗法是自己动手做。

我推荐给林女士的八珍糕具体做法是这样的，取薏米、芡实、扁豆、莲子、山药各 90 克，党参、茯苓各 60 克，白术 30 克，白糖 240 克，共研细末，同适量粳米粉或糯米粉混匀，加水和匀，蒸成糕饼，可经常食用；吃不完也可切块、烘干，贮存起来再吃。每周吃数次，坚持 1 个月后可见效。

这款糕点之所以有健脾功效，主要归功于方中的八种材料。这些材料药性平和，补养非常和缓，在补足脾胃之气的过程中可以起到很大的作用。

方中的薏米健脾开胃、补中祛湿；芡实补脾止泻、养心益肾；扁豆理中益气、补肾健胃；莲子健脾补心、益气强志、强筋骨、补虚损、益肠胃；山药健脾胃、益肺肾、补虚劳、祛风湿；党参补中益气、健脾益肺；茯苓健脾补中、宁心安神、利水渗湿；白术健脾益气、燥湿利水。

这几味药搭配在一起，有益气、健脾、渗湿的功效，特别适合脾虚、消化功能不良、腹泻的人士食用。

从现代医学的角度来说，八珍糕里用的中药有抗病作用，比如党参、茯苓等有增强免疫力的功效，很适合体质虚弱的人服用，可促进脾胃功能恢复，还能增强肺、肾等腑脏的功能，预防呼吸道感染。

我提醒林女士，如果在孩子发病的急性期，有舌红或黄苔的症状，说明她体内有热，此时要先清热，等热去了，再服用调理脾胃的药物才有效。

林女士按我的方法回去给孩子做糕点吃，2 周后她就说孩子的大便逐渐成形了。她又给孩子服用了一段时间的八珍糕，慢性脾虚腹泻就彻底治愈了，孩子胃口好多了，原本苍白的小脸也变得红润了。

八珍糕不只适合小孩服用，有脾虚症状的上班族、消化功能减退的中老年人，以及患有脾虚型慢性肠炎的患者都可以常吃。

如果嫌做法太麻烦，也可以改成喝山药莲子芡实粥，取山药、芡实、莲子、扁豆、薏米各 15 克，大枣 10 枚，粳米 75 克，加水适量，共煮成粥。每天煮 1 次，分 2 次服用，连服 3~5 天；或每周吃数次，坚持 1 个月，有补脾止泻、促消化的功效。

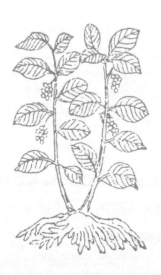

气虚型便秘，
服黄芪火麻仁蜂蜜饮来调理

症状： 便秘。

原因： 气虚、中气不足、身体虚弱。

防治便秘老偏方

（1）取蜜炙黄芪20克、火麻仁10克、蜂蜜15克；先将火麻仁打碎，与蜜炙黄芪同入锅中，加水煎煮30分钟；去渣，取浓汁，趁温热加入蜂蜜，调匀后服用。便秘期间，每天早晨空腹服用，连服5~7天，通便后可停服。

（2）仰卧在床上，伸出两手分别放在同侧的腹部外侧，然后开始用手掌的根部从上腹部开始向下推到腹股沟。这个动作反复做30~50次，每天按摩1~2回。

当实习医生时，我曾跟着消化科的医生去一所养老院，为那里的老人家免费看病，有个老太太至今让我印象深刻。老太太说自己身体不太舒服，最近便秘挺严重。之前她试过吃蜂蜜、芦荟之类的东西，起初还有点效果，但是久了就不见效了。

我告诉她，芦荟这种东西老人家还是少吃为妙。要知道，芦荟吃一点可以通便，吃多了反而会引起便秘。芦荟主要是靠刺激结肠部位的神经，引起大肠内部的水分增加，促进肠黏膜分泌肠黏液来达到通便目的的。如果长期服用，会导致结肠水分大量流失，使黏液枯竭，最终会加重便秘，严重的甚至会引发肠道疾病。

老人家听了之后很懊悔，叫我介绍些方子给她试试。我给她把了脉，又做了一下检查，就建议老人家试试黄芪火麻仁蜂蜜饮。

取蜜炙黄芪 20 克、火麻仁 10 克、蜂蜜 15 克；先将火麻仁打碎，与蜜炙黄芪同入锅中，加水煎煮 30 分钟；去渣，取浓汁，趁温热加入蜂蜜，调匀后服用。便秘期间，每天早晨空腹服用，连服 5~7 天，通便后可停服。

我之所以推荐这个方子，主要是因为从脉诊和体检得知，老人家有点气虚、中气不足。气虚会引起肠道里的大便运化无力，就像一辆车没有发动机无法前行一样。这个时候单纯吃有润滑作用的蜂蜜，就等于添加润滑油，对车辆的启动没有任何作用。而我推荐的方子正是补气的，对气虚型便秘尤为适用。

上方中的黄芪是补气的主药，有益气补中的功效，可增强人体的免疫力，常用于气虚乏力、中气下陷等症。蜜炙黄芪是黄芪加工后的品种，适于肺气虚弱、中气下陷、食少便溏等的治疗。

方中的火麻仁味甘、性平，有润肠通便、润燥杀虫的功效。有个著名的通便药麻仁丸，就是用火麻仁做主药。蜂蜜润肠通便，营养丰富，加入其中能使这个方子的药效更佳。

由于汤药的熬制总要花费些时间，我又教了她一个简单的按摩方法。仰卧在床上，伸出两手分别放在同侧的腹部外侧，然后开始用手掌的根部从上腹部开始向下推到腹股沟。这个动作反复做 30 ~ 50 次，每天按摩 1~2 回，长期坚持可改善习惯性便秘。

现代医学研究认为，习惯性便秘多由结肠传输功能障碍或腹肌及盆腔肌张力不足、排便推动力不足引起。按摩腹部之所以能达到通便目的，是因为按摩时刺激到与大肠、脾胃相关的重要穴位，可以起到健脾益胃、调理脏腑、疏通经脉的作用，能促进肠胃运动。这种方法不用拘泥于穴位的具体位置，简单易行。

2 周后，老人家打电话给我，说自己坚持服用我推荐的偏方，配合着腹部按摩，现在大便已经顺畅多了。听到老人家的便秘这么快就好转了，我也很欣喜。

我提醒老人家，火麻仁不宜长期服用，服用几天，大便通畅后就最好停服，改用其他的食疗方法。可多吃点粳米、糯米、大麦、山药、大枣、党参等补气、补血的食物，适量吃些芝麻、核桃、花生之类的坚果。

慢性肠炎，补脾是关键，常喝栗子山药粥

症状： 慢性肠炎，伴有腹痛、腹泻、消化不良等症。

原因： 脾胃气虚、免疫力低下。

益气健脾老偏方

取栗子（鲜）30克、粳米50克、山药（干）20克、枣（干）10克、姜2片，放入锅中，加清水适量，用文火煮成粥，调味即可。每周服用3~5次，坚持1个月。

大家都知道，肠道是用来排毒的，但肠道在人体里担任的角色并非那么简单。

其实，肠道是人体最大的消化器官，主要分为小肠和大肠两部分。小肠包括十二指肠、空肠和回肠，大肠则包括盲肠、结肠和直肠。小肠可以帮助食物消化和吸收，而大肠则负责将食物的残渣浓缩成粪便排出体外。

肠道很容易受到细菌、病毒、真菌和寄生虫等微生物的攻击，引起小肠炎和结肠炎，出现恶心、呕吐、腹痛、腹泻等一系列症状。这些症状若一直持续，经久不愈，就会发展为慢性肠炎。

我认识的一位厨师患有慢性肠炎四五年了，腹痛、腹泻、消化不良等症长期反复发作，严重时拉出黏液便或水样便。他用过不少消炎杀菌的药物，都是起初有效果，但用久后效果越来越差。

后来他来找我看病，我告诉他，那些杀菌的药物虽然能缓解症状，但在杀灭有害菌的同时，有益菌也会大量死亡，使胃肠免疫力降低，一旦停药，病情易反复。

慢性肠炎可发生在不同的肠段，最常见于结肠末端和直肠。不过，不管是哪个部位发生病变，我们都可以试试用中医的方法来治疗。

慢性肠炎属中医学泄泻的范畴，按照中医的说法，病机是脾胃虚弱、肾阳虚衰、肝气乘脾、瘀阻肠络等，根本原因是脾、胃、肝、肾之气衰弱，治疗时应该以补脾、补肾为主。

那位厨师的慢性肠炎是由于饮食不节制，造成脾胃气虚才引发的，我建议他吃点栗子粥。

栗子又叫板栗，素有"干果之王"的美誉，是碳水化合物含量较高的干果品种，能帮助脂肪代谢，具有益气健脾、厚补胃肠的作用。

中医认为，栗子性味温和，入脾、胃、肾经，有养胃健脾、补肾强筋、活血止血的作用，可治反胃、泄泻、腰脚软弱等症。明代李时珍曾介绍："有人内寒，暴泄如注，令食煨栗二三十枚，顿愈。"

栗子粥有健脾止泻的作用，如果搭配山药、枣等，则效果更佳。

具体做法是取栗子（鲜）30 克、粳米 50 克、山药（干）20 克、枣（干）10 克、姜 2 片，放入锅中，加清水适量，用文火煮成粥，调味即可。每周服用 3~5 次，坚持 1 个月。这个方子健脾止泻，适用于慢性肠炎属脾胃气虚者，症见饮食减少、体倦乏力、大便泄泻。

那位厨师吃了 1 个月，来复诊时他告诉我，腹泻已经不再那么频繁发作。我建议他再服用一段时间，同时还要注意饮食，不要吃太多肥甘厚味的食物。

值得注意的是，湿热泄泻者不宜食用上方。另外，还要将栗子和榛子区分开来。榛子又称山板栗，果形似栗子，外壳坚硬，果仁肥白而圆，含油脂量很大；而栗子的淀粉含量更高，两者的功效相似。

中医认为榛子也有调中、开胃、明目的功效，常用于饮食减少、体倦乏力、易疲劳、肌体消瘦等症的治疗。但榛子富含油脂，性滑，泄泻便溏者应少食，特别是不要生吃。

不过，如果将榛子炒焦黄，研细，每次吃一汤匙，早晚各 1 次，空腹以红枣汤送服，也可治脾虚泄泻，长期坚持有补脾益气、改善身体疲劳乏力症状的功效。

慢性肠炎可以由细菌感染引起，另外，精神因素影响、细胞免疫功能低下，以及肠道狭窄、溃疡等也是其形成的因素。发病时，我们可以根据中医的方法辨证治疗。

如果是脾虚腹泻，大便时溏时泻，水谷不化，食欲不振，可适当服用补中益气丸和人参健脾丸；肾阳虚腹泻的人可服用附桂八味丸、附子理中丸，以改善腹痛、肠鸣即泻、形寒肢冷、腰膝酸软等症；如果是情绪不佳、肝气乘脾引起的腹泻，可适当吃些疏肝健脾的东西，比如逍遥丸。

老爱打嗝、干呕，
用《金匮要略》里的经方治

症状： 打嗝、干呕。

原因： 胃虚热、气滞。

防治打嗝老偏方

取陈皮 10 克、竹茹 9 克、生姜 5 克、大枣 3 枚，
水煎取汁，每天 1 剂，连服 5~7 天。

来我门诊看病的中学老师甄先生得奇怪的打嗝病有 2 年多了，说起他的打嗝很奇怪，很容易受精神状态影响。有时他在上着课突然就打起嗝来，由于紧张和尴尬，打嗝声会变得更大，停不下来。

他曾在几家大医院的门诊看病，被诊断为神经性呃逆，服用了各种中药和西药，试过了针灸、按摩、理疗等各种方法，都没能取得好的治疗效果。

我问他通常在什么情况下会打嗝，他说是情绪不稳定的时候，比如上课时遇到生气的事情，之后就会没胃口，总好像胃里有气，只有打了

嗝才会舒服些。

经询问得知，他还有口干咽燥、大便干结、容易上火的情况，我心里就有数了。

打嗝在现代医学看来，是由于膈肌痉挛、收缩而引起的。而中医认为，发生打嗝的原因很多，有的是由于过食生冷食物或苦寒药物引起的，有的是由于过食辛热食物或辛燥药物引起的，还有的是由于精神刺激、情志失调、胃气郁逆引起的。

根据甄先生的症状，他这是胃虚有热、气逆动膈所致的呃逆，治疗时应注意清除胃热、疏理气机、调理中焦。我给他开了中药方橘皮竹茹汤。取陈皮 10 克、竹茹 9 克、生姜 5 克、大枣 3 枚，水煎取汁，每天 1 剂，连服 5~7 天。

这个方子出自东汉张仲景著述的中医经典古籍《金匮要略》，是经过辨证改良的方子，原方还有人参、甘草这两味药。由于人参价格昂贵，且更适合病后体虚的人，如果没有气短乏力、神疲倦怠等气虚症状的人，可以不用人参。

甄先生的打嗝主要是由胃虚热、气滞引起的，用人参恐怕会有上火症状，所以我在原方的基础上去除了这味药。

我推荐的这个方子具有益气清热、和胃降逆的作用，可治疗呕吐、呃逆。

方中的陈皮味辛、苦，性温，能理气和胃。《本草纲目》盛赞陈皮"通滞"之功，称它："苦能泄能燥，辛能散，温能和。其治百病，总是取其理气燥湿之功。"竹茹是竹子茎秆的干燥中间层，可入药。它味甘，性寒，可清热降逆、除烦止呕。

　　竹茹和陈皮二药相伍，一温一寒，温清相济，可和胃、降逆、止呃，除胃中虚热甚妙，对脾胃虚弱、气机不调、寒热错杂、脘腹胀满、恶心呕吐、呃逆等症都有很好的疗效。

　　而生姜辛温，为呕家圣药，与竹茹配伍，其降逆止呕的功效可增强。再加上益脾补中的大枣，可以改善久病脾虚的症状，姜、枣合用，还可宣其上焦，使胸中之阳渐畅而下达。诸药合用，共奏降逆和胃、清热生津、疏理气机的功效。

　　甄先生听说了这个方子的来历，很是信服。在几个月后的随访中我得知，他在用了 2 剂药后，病情就马上控制住了，在坚持服用了 6 剂后，打嗝就完全消除了。更让他惊喜的是，他发现自己没有以前那么急躁、容易生气了，胃口也变好了。

　　需要注意的是，胃热分为虚热和实热，二者症状相似，都有口干舌燥、便秘等上火症状，但又有不同。实热的症状一般比较急，来得猛，也比较重，而虚热就相反，来得慢，病程长。实热、虚热最简单的辨别方法是从脉象辨别，实热脉浮数，虚热脉沉数。

　　上述方子适合脾胃虚热、肝郁气滞的人；如果是胃有实热，则不宜服用上方。这时可取柿蒂 10 克，黄连、竹茹各 9 克，水煎取汁，早晚分服，每天 1 剂，连服 1~5 剂。

　　柿蒂味苦涩，性平，可理气降呃；黄连味入口极苦，可清热燥湿，泻火解毒，再搭配清热的竹茹，可清胃止嗝，对胃热呃逆有疗效。

胃热型反胃、干呕不止，喝甘蔗姜汁

症状： 胃热型反胃、干呕不止。

原因： 胃热、胃气上逆。

防治胃热干呕老偏方

将甘蔗、生姜捣烂榨汁，取甘蔗汁半杯，鲜姜汁 1 汤匙，两汁混合加温水饮用。每天 2 次，连服 2~5 天。

干呕指有呕吐的声音和动作，但没有东西吐出来，或仅有涎沫而没有食物吐出。之前有个女孩子来找我看病。这个女孩说最近老是恶心干呕，特别是早上刷牙时，不知道是怎么回事。

我跟她说，干呕首先要看是否是妊娠反应，如果排除这个原因，有可能是慢性咽炎、扁桃体炎的表现。经过检查发现，这个女孩子并没有其他问题，她的干呕纯粹是由胃肠功能紊乱和消化吸收功能障碍引起的。

听说她平时很爱吃辛辣食物，最近大便干结，口干口渴，吃东西还特别容易反胃。经检查，我发现她舌质红，舌苔黄燥，我心里就基本有了判断，她的情况属于胃热。

于是，我叫她回去喝点甘蔗姜汁。

将甘蔗、生姜捣烂榨汁，取甘蔗汁半杯，鲜姜汁 1 汤匙，两汁混合加温水饮用。每天 2 次，连服 2~5 天。这女孩回去后喝了几天甘蔗姜汁，来复诊的时候她告诉我这个方子的效果很好，现在她恶心干呕的情况已经基本消除了。

之所以我会推荐这个女孩喝甘蔗姜汁，是有一定原因的。中医认为，干呕是胃气上逆的缘故，分为食滞型、肝郁型、胃寒型、胃热型这几种类型。

那个女孩的症状属于胃热型，是由于外邪侵袭，化热入里，客于阳明，与谷气相搏，逆而上冲所致，治疗时应该清热通腑、和胃降逆，甘蔗汁刚好可以对症治疗。

甘蔗一般在秋季上市，但很多超市里整个冬天，甚至是春天都有甘蔗出售，所以冬季这段时间，要找甘蔗并不难。

中医认为，甘蔗味甘、性寒，归肺、胃经，有滋补清热、生津止渴、和胃止呕的作用，对于治疗口干舌燥、反胃呕吐、呃逆、消化不良、小便不利、大便燥结，以及肺燥引发的咳嗽、气喘等病症有一定疗效，还能缓解咽喉疼痛。

甘蔗搭配辛温的姜汁，不会太寒凉，在清热解毒的同时，又可和胃止呕，对于妊娠反应、慢性胃病等原因引起的吐食、干呕不止都有疗效。

注意，有胃溃疡以及消化不良的人慎用，糖尿病患者不宜食用。

　　需要注意的是，遇到干呕时，如果情况一直持续，没有好转，可到呼吸内科或消化内科检查一下。如果没有检查出器质性病变，都可以用中医的方法辨证治疗。

　　按照中医古籍的理论，治疗干呕的方法有很多，比如胃虚气逆（气滞腹胀）的人，宜用橘皮竹茹汤；胃寒的人，宜用半夏干姜散、理中汤；胃热的人，宜用黄芩加半夏生姜汤、黄连解毒汤。

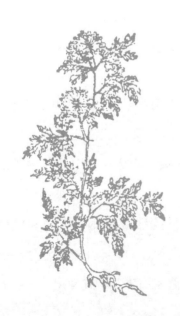

有浅表性胃炎，用砂仁橘皮佛手柑煎水喝

症状： 浅表性胃炎，伴有胃脘饱胀、胸闷食少、嗳腐吞酸等症。

原因： 情志不舒、肝郁气滞。

防治胃炎老偏方

取砂仁3克，橘皮、枳壳、佛手柑各6克；水煎，滤汁去渣，加粳米100克及适量水，共煮成粥，早晚分2次服食，连服5~7天。

我的一位远房亲戚早些年得过急性胃炎，由于没有彻底治愈，病情反反复复，逐渐发展为慢性浅表性胃炎，常常腹胀、胃痛、嗳气。亲戚吃了不少药后不能好转，就千里迢迢跑来找我看病。

我安慰他说，浅表性胃炎是所有胃炎中最轻的一种，只是一种慢性胃黏膜浅表性炎症，不用太紧张。浅表性胃炎临床非常常见，占慢性胃炎的80%，好发年龄为31~50岁。

很多人得了这种病多年，却往往不自知，这是因为大部分患者无症状或症状比较轻微，只是有不同程度的消化不良、进食后上腹不适，所以很容易被忽略掉。

这个病多与饮食不节有关，患者发病时通常会有上腹隐痛，空腹时比较舒服，进食后会感到不适。常因进食冷、硬或辛辣等刺激性食物而诱发疼痛，也可因寒冷或情绪不佳而使症状加重。

从中医的角度来说，这个病的病机多是情志不舒、肝气郁结、气机阻滞，或由饮食不节、过饥过饱，以致积滞不化、壅塞于胃而引起疼痛。久病则脾胃虚弱，再加上受凉就很容易导致胃痛。

慢性浅表性胃炎和其他胃炎一样，在中医的分类里有虚证和实证之分，主要分为胃阴不足、肝郁气滞、湿热中阻、脾胃虚寒、胃络瘀阻等类型，治疗时需辨证用药。

我发现他舌苔厚腻，脉弦滑，他说他经常胃脘饱胀、恶心，嗳腐吞酸，严重时吐出不消化的食物，吐了后胃痛减轻，有时候遇到烦心事症状还会加重。

我看了他以前的病历，再结合他的症状和脉象来看，推断他这种情况属于气滞型胃痛，因此我推荐他服用一款行气健胃粥。

取砂仁 3 克，橘皮、枳壳、佛手柑各 6 克；水煎，滤汁去渣，加粳米 100 克及适量水，共煮成粥，早晚分 2 次服食，连服 5~7 天。

气滞型胃痛主要是因为食积引起消化不良，或情绪不佳导致肝气郁滞，治疗的基本思路是理气和胃、消食化滞、疏肝健脾，上述方子正好对症。

　　中医认为，砂仁味辛，性温，主要作用于人体的胃、肾和脾，能够行气调味，和胃醒脾。现代药理研究表明，砂仁能增强胃肠平滑肌蠕动，增加胃消化酶的分泌而不刺激胃酸分泌，调节胃动力，因而可以广泛地应用在消化系统疾病的治疗上。

　　橘皮性温，有理气调中、燥湿化痰的功效，可治胸腹胀满、不思饮食、呕吐打嗝、咳嗽痰多等症；枳壳行气导滞，可治脾胃气滞、脘腹胀满、食少吐泻；而佛手柑有理气化痰、止呕消胀、疏肝健脾等多种功能，对一般的消化不良、胸腹胀闷都有显著的疗效。

　　我的这位亲戚服用了上述方子 1 周后，给我来电话说自己腹胀、嗳气的情况已经大大减轻，食量也逐渐增加。我提醒他，要想避免复发，饮食上一定要少吃辛辣、刺激性食物；还要放松情绪，因为紧张、焦虑、恐惧的不良情绪会影响食欲，带着这些负面情绪进食往往就会引起消化不良。

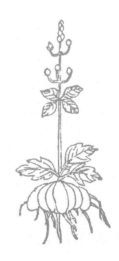

胃及十二指肠溃疡，用食疗方姜术猪肚汤

症状： 胃及十二指肠溃疡，伴有上腹冷痛、反胃、四肢冰冷、排便稀软等症。
原因： 脾胃虚寒、免疫力低下。

健脾驱寒老偏方

（1）取生姜100克、白术50克、猪肚一具（约500克），将生姜洗净切碎，与白术同放入洗净的猪肚中，文火煲熟，喝汤吃肉，连服3~5次。

（2）取生姜3片、红枣10枚，煎水服。每天2~3次，2周为一个疗程。

每年冬季医院急诊部都会有大批患者来看感冒发热，有些患者治好感冒发热后，可能会有肠胃病的"后遗症"，这时候消化科的医生就又会很忙了。去年11月天气刚转凉时，莫女士就来找我看胃病，她说自从吃了感冒消炎药后，感冒是好了，但上腹冷痛难受，常觉得胸脘闷胀，吃点东西进去就恶心、呕吐。

　　我问她平常有没有这种毛病，她说每次吃完清热消炎药或吃生冷的东西都会胃痛、腹胀，这种情况已有很多年了，但她没看过医生。我想，莫女士的胃痛跟吃感冒药有很大关系，就建议她做一个详细的检查。检查结果很快出来了，她得的是消化性溃疡。

　　消化性溃疡是胃溃疡和十二指肠溃疡的总称，中医称此病为"胃脘痛"，民间也称"胃气痛"。这个病大致可分实火型、湿热型、虚寒型、血瘀型、气滞型、阴虚型等，治疗时要辨证分析，根据不同类型采取不同的用药方案。

　　经过询问得知，莫女士平时四肢冰冷，食少便溏，小便清长，经常胸腹胀闷，进热食时腹痛减轻，遇冷时痛则加剧，有冷痛感，严重时口吐清水或白色泡沫。我又给她把了脉，做了些检查，发现她的脉沉而细，因而，判断她属于脾胃虚寒型胃痛。

　　《黄帝内经·素问·举痛论》说过："寒邪客于肠胃之间，膜原之下，血不得散，小络引急，故痛。"意思是说，气血遇寒则凝，凝则不通，产生胃痛。这种脾胃虚寒型的胃痛，治疗时宜采用温中益气、理气和胃之法，以缓解疼痛，促进溃疡愈合。

　　我叫莫女士回去炖点生姜白术猪肚汤喝，取生姜 100 克、白术 50克、猪肚一具（约 500 克），将生姜洗净切碎，与白术同放入洗净的猪肚中，文火煲熟，喝汤吃肉，连服 3~5 次。

　　生姜可用来治疗多种寒性疾病，中医认为它味辛、性温，可温中、止呕、健胃。白术味甘，性温，能健脾燥湿，是补气中药，主治脾气虚弱、神疲乏力、食少腹胀、大便溏薄、水饮内停等。猪肚味甘性温，具有补虚损、健脾胃之功效。这几样材料搭配在一起，驱寒健脾的功效很好。

莫女士按我的方子服用了 3 次，胃寒冷痛就缓解了，不再呕吐、反酸。莫女士问我她的病是不是就算完全治好了，我跟她说，像她这种慢性胃病，很难完全治愈。消化性溃疡容易发生在寒冷的冬春季，受到风寒或吃生冷饮食都可能诱发这个病。

所以，预防复发就变得尤为重要。根据中医"春夏养阳"的理论，在夏天阳气最盛时最适合治疗溃疡病，这个时候多吃温中驱寒的食物，可增进体内阳气，除体内陈寒，预防消化性溃疡的复发。

莫女士说猪肚价格较高，不可能经常吃，问我有没有更廉价的方子。我告诉她，可以直接用生姜 50 克煎水喝，每天分 2 次服用，直到疼痛、呕吐、反酸等症状缓解为止。

另外，可取生姜 3 片、红枣 10 枚，煎水服。每天 2~3 次，连服 2 周，对于脾胃虚寒型胃痛也有疗效。

还需提醒一点，上述方子只适合于脾胃虚寒型的胃病。生姜属于辛热燥烈之品，阴虚有热、内热偏重及舌苔黄而干的患者，忌食生姜。另外，患有肝炎、肺炎、胆囊炎、肾炎、痔疮，以及夏季容易长疖疮、痱子的人，都不宜长期大量吃生姜。

湿热型胃溃疡，喝卷心菜汁清胃热

症状：胃溃疡，伴有上腹刺痛或绞痛、口臭、大便干燥等症。

原因：脾胃湿热。

清胃热老偏方

（1）取新鲜卷心菜250克，洗净，切碎，放入榨汁机中搅碎，取汁去渣，将菜汁分成两份，早晚饭前各一份，加热后加适量糖饮服，10天为一个疗程。

（2）取薏米30克、白扁豆30克、山药30克、粳米100克，各材料洗净，加水煮成粥，每天早晚食用。

我的一个老乡患有多年的胃溃疡，这么多年，吃了不少西药，也没彻底治愈。有一年夏天我回老家，在路上遇到他母亲，就聊了几句。她说她儿子的胃病又犯了，问我有没有什么特效药可以治。一般不知道病人的具体情况，我是不会随便推荐药的，他母亲便叫我过去看看。

我跟着这位母亲去她家中，看到了病人，发现他和几年前相比身体更瘦了。一见到我，他就抱怨自己的胃病，说前几天去家附近的小医院看过了，检查费花了不少，药也开了一堆，但效果不大。这两天觉得胃刺痛难受，按一下就更痛，每次吃完饭都觉得胃胀难受。

胃溃疡和十二指肠溃疡的共同发病原因是胃酸过高和幽门螺杆菌感染。治疗这种病，医生大多会推荐抑制胃酸和杀菌的药物。虽然药物确实可以在一定程度上杀死幽门螺杆菌，但是过不了多久，这种菌又会卷土重来。

其实，对于慢性胃病患者，"杀菌"并不是最重要的，养好胃才是根本。如果把胃比作土地，那么贫瘠的土地只能长满杂草，只有肥沃的土壤才能种出好庄稼。所以我们只有先把胃养好了，才能降低胃病复发的可能性。

他听了后，觉得我说得很有道理，问我具体应该怎样做才能养好胃。我问了他的具体症状，他说最近大便很干，尿量少，还发红。我叫他张嘴看看，并给他把了脉，发现他舌质红、苔黄腻、脉弦数，因而判断他的情况是湿热引起的，治疗时应该吃些清热化湿的东西。

清热化湿的中药有很多，但是是药三分毒，对于他这种久治不愈的慢性胃病来说，还是得从食物中找"药"。

治疗湿热型胃溃疡，喝卷心菜汁效果就不错。做法也不复杂，取新鲜卷心菜250克，洗净，切碎，放入榨汁机中搅碎，取汁去渣，将菜汁分成两份，早晚饭前各一份，加热后加适量糖饮服，10天为一个疗程。

卷心菜味甘，性平，入肝、肠、胃经，可利五脏、调六腑，清热祛湿。新鲜的卷心菜中含有杀菌成分，有抑菌消炎的作用，对咽喉疼痛、外伤肿痛、胃痛、牙痛有一定的疗效。

多吃卷心菜，还可增进食欲，促进消化，预防便秘。不过要注意一点，腹泻、溃疡严重出血时不宜多吃卷心菜。

除了卷心菜外，脾胃湿热时还可以吃白菜。国外研究发现，白菜中含有一种强大的物质叫作"萝卜硫素"，它能够消灭导致胃溃疡的细菌，甚至能抑制胃部肿瘤的生长。

我嘱咐他，平时要防过饥过饱、饮食无度，因为饥饱失常最容易损害胃肠功能。过食生冷也不宜，这易使寒积胃中，损伤中阳，气血凝滞不通，就会引起疼痛。另外，还要禁酒忌辣，少食肥甘。

中医认为，胃为燥土，其性喜润恶燥，而醇酒辛辣、肥甘厚味的食物，都会生热化燥，对于他这种脾胃湿热的人更是大忌。多吃蔬菜水果，适量吃肉，清淡饮食才是养胃根本。

在这里我还需要说明一点，中医的湿热情况有两种，一种是湿重，一种是热重。湿重的患者大便稀软、黏稠，口渴但不爱喝水；而热重的患者大便干结，甚至几天拉不出来，经常口渴，爱喝水。

上述清热偏方适合于热重的患者，对于湿重的患者，"化湿"更为重要。体内有湿，则会令脾失健运，水湿内停，细菌丛生。因此多吃健脾化湿的东西，有助于病情好转。

这里，我推荐"湿重"的患者试试薏米扁豆粥，做法如下：取薏米30克、白扁豆30克、山药30克、粳米100克，各材料洗净，加水煮成粥，每天早晚食用。这个方子中的薏米味甘、淡，性微寒，有健脾渗湿的功效；白扁豆健脾胃、清暑湿，可用于脾胃虚弱、暑湿泄泻；山药味甘，性平，能补益肺、脾、肾；再加粳米，煮成黏稠的粥，不仅可健胃祛湿，对胃黏膜也有保护作用，对治疗脾虚食少、泄泻便溏等症效果明显。

多补维生素 C，
防治幽门螺杆菌感染

症状：幽门螺杆菌感染引起的胃炎、胃癌。
原因：脾胃湿热、胃部有病毒感染。

清胃热应急食方

常吃富含维生素 C 的食物，如柑橘、柚子、草莓、刺梨、猕猴桃、番茄、黄瓜等蔬菜水果，可避免湿热引起的幽门螺杆菌感染，对胃病起到防治作用。

曾经有个熟人惊慌失措地来找我，说她在单位体检时查出胃部有幽门螺杆菌感染，她听说只要感染了幽门螺杆菌，就会终身带菌，因而十分紧张，问我该怎么治疗。

对待这样的问题，我通常会详细地跟患者解释为什么人会感染这种细菌，以及科学的防治方法。

科学家早就发现，幽门螺杆菌感染是引起胃病的重要原因。关于这个细菌的发现，要从 1979 年说起。当时国外的一位医生在慢性胃炎患者的胃窦黏膜组织切片上观察到一种弯弯曲曲的细菌，并发现这种细菌邻近的胃黏膜总有炎症存在，因而意识到这种细菌和慢性胃炎可能有密切关系。

幽门螺杆菌的传染性极强，且有个奇特之处，就是它可以长期生活在胃这种 pH 值为 2 的强酸环境里，这是很多细菌不能做到的。临床上治疗幽门螺杆菌常用抗生素，见效很快，但有些人很快又会复发，这时如果反复用抗生素治疗，可能会损伤胃，还会有其他副作用。那么该怎么预防这种感染复发呢？

我建议从饮食方面入手。流行病学研究显示，在饮食中多摄入维生素 C，可消除幽门螺杆菌产生的自由基，降低胃癌的发生率。

有研究人员发现，幽门螺杆菌感染者胃液中的维生素 C 水平比未感染的健康者低，因而得到启发，维生素 C 在酸性环境下具有抗幽门螺杆菌的作用。因此，补充维生素 C 有助于预防这种细菌的感染和胃病的发生。

注意，不要直接服用维生素 C，药物补充不如食疗效果好，且长期服用药物可能会有副作用。

富含维生素 C 的食物很多，含量最多的水果是刺梨、猕猴桃、沙棘、西印度樱桃、酸枣，另外还有鲜枣、山楂、柚子、草莓、柑橘、桂圆等。

蔬菜中绝大多数绿叶菜都含有丰富的维生素 C，其中青椒、甘蓝、番茄、黄瓜、菜花每 100 克中维生素 C 含量超过 50 毫克，而白菜、油菜、香菜、菠菜、芹菜、苋菜、豌豆、豇豆、萝卜每 100 克中维生素 C 含量为 30~50 毫克。大家可以每天都适量摄入这类食物。

近年来，中医对幽门螺杆菌感染的研究不断深入。有研究者认为，幽门螺杆菌是中医六淫之中的湿热之邪，湿热是胃病的启动因子。

研究者将慢性胃炎患者分为气滞血瘀型、脾胃湿热型、脾虚寒湿型三种类型，结果发现幽门螺杆菌感染率最高的是脾胃湿热型，其次是脾虚寒湿型，气滞血瘀型感染率最低。

由此可见，湿热证与幽门螺杆菌感染的关系十分密切。对于脾胃湿热引起的感染，中医的治疗方法是清热解毒，避免湿热引起胃火旺盛和细菌大量繁殖。

常用药物有蒲公英、半枝莲、金银花、连翘、白花蛇舌草、黄连等。对于脾虚的患者，中医还会建议多吃山药、莲子等东西，把脾胃调养好，才能从根本上预防病菌再次大量出现。

预防幽门螺杆菌感染，关键要注意饮食定时定量、营养丰富，食物软烂易消化，少量多餐，细嚼慢咽。忌过饱，忌吃生冷、酸辣、油炸、烟熏、腌制的食物。

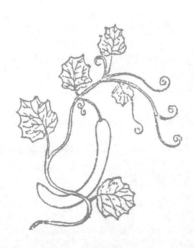

春天胃口差、腹泻，常喝韭菜粥

症状：畏寒怕冷、水肿、胃口差、腹泻。

原因：环境湿寒导致的脾肾阳虚。

护阳健脾老偏方

取鲜韭菜 50 克、粳米 100 克、细盐少许，先煮粳米为粥，待粥快熟时加入韭菜（洗净，切段），稍煮片刻后以细盐调味即可，每天 1 次，连喝 2~3 天。

有句话说"十人九胃病"，说的是现代社会胃病的发病率居高不下，不过很多人都知道胃病的预防胜于治疗，不管男女老少，只要注意四季饮食，就能在很大程度上减少肠胃问题的发生。

春季是个生发的季节，万物都在生长，这个时候细菌、病毒也开始活跃起来，再加上天气偶尔阴冷潮湿，很多人都容易在这个季节出现寒湿情况。

当人体外感寒湿时，气血运行就会受阻，出现关节、筋骨疼痛。当寒湿内困时，会损伤脾阳，导致脾肾阳虚、寒湿内停，出现畏寒肢冷、腹痛泄泻等问题。

去年 3 月，我的好朋友张太太的侄女从北京来广州旅游，去她家暂住了一段时间，结果小姑娘很不适应南方的潮湿阴冷的气候，刚住下来的那个星期就一直没胃口吃饭，大便也不成形。后来张太太带她侄女来找我看病，询问之下，我才知道，小姑娘平时就爱吃生冷的东西，我还发现她有脸色晦暗、手脚冰凉的症状。

我就告诉她，我们人体在春季新陈代谢开始旺盛，这个时候不要吃酸涩食物以及油腻生冷之物，应该吃点味辛、甘，性温的食物，如葱、韭、枣、花生等，这些食物可发散为阳，有利于护阳。但不宜吃大热、大辛的食物，如参、茸、附子等。

俗话说，"正月葱，二月韭"，农历二月正是吃韭菜最好的时节。民间用韭菜治病的方法很多，我建议张太太给侄女煮点韭菜粥吃。

取鲜韭菜 50 克、粳米 100 克、细盐少许，先煮粳米为粥，待粥快熟时加入韭菜（洗净、切段），稍煮片刻后以细盐调味即可，每天 1 次，连喝 2~3 天。

张太太当即回去煮给她侄女吃，几天后她在电话里告诉我，吃下韭菜粥的第二天，她的侄女就好很多了，又继续坚持吃了几天后，胃口完全恢复了，大便也成形了。

韭菜性温，可防治腰痛、腿软、多尿等肾气虚证。春季常吃韭菜，可增强人体脾胃之气，起到祛阴散寒、养肝的目的。它对脾胃虚寒引起的慢性泄泻、虚寒久痢、肠炎下痢、腹中冷痛、噎膈反胃等有疗效。

韭菜富含维生素 A，多吃不仅能美容护肤、明目，还可以增强身体的抵抗力，降低伤风感冒的患病率。

韭菜的吃法很多，常见的做法是韭菜炒鸡蛋或大虾，但如果体内有寒湿，出现拉肚子的情况，就比较适合喝韭菜粥，它有补肾壮阳、健脾暖胃的功效。

要注意的是，韭菜不易消化，一次不应吃得太多，一般来说，胃虚有热、下部有火、消化不良的人，都不宜吃韭菜。

容易出现寒湿的人，除了吃韭菜外，还可以吃些辣椒。辣椒具有温中下气、开胃消食、散寒除湿的作用，比较适合在阴冷潮湿的季节，以及生活在四川等潮湿地区的人食用。而对于易上火体质的和生活在北方干燥地区的人来说就不宜多吃，否则容易出现口干舌燥、喉咙痛等症状。

一年之计在于春，这个时候应该抓紧时机调养脾胃。春季最好吃应季的食物，如香椿、百合、豌豆苗、茼蒿、荠菜、春笋等。对于阴虚火旺的人，要少吃辛辣，可以吃萝卜鲫鱼汤，它有健脾益胃的功效。

有胃痛心烦、失眠症状的人，可吃点百合糯米粥。另外，不少上班族容易出现春困的现象，这可能是由缺少 B 族维生素引起的，可常吃黄绿色蔬菜，如胡萝卜、菜花、圆白菜、柿子椒等，轻松避免这个问题。

春天健脾养胃的时候，还要照顾"肝气"。肝属木，脾胃属土，春天为肝气当令的季节，肝旺则克脾，使中土衰弱，不利脾胃健康。有些人知道酸味入肝，那春天是不是要多吃呢？

正好相反，中医古籍说"当春之时，食味宜减酸宜甘"，也就是说春天要少吃酸味食物，多吃甜味的东西，因为多吃酸味食品会使肝气过盛，使脾土受克而脾气受损。从现代医学的角度来说，这个时候吃太多酸味食品可引起胃酸分泌障碍，影响消化吸收。

夏天胃口差、腹泻，常喝荷叶茶

症状： 胃口差、腹泻。

原因： 脾胃湿热。

夏季祛湿养胃老偏方

取荷叶 1 张（切成细碎状）、绿茶 3 克、茉莉花 3 克，将荷叶与其他两种材料放入锅中，加入适量清水一起煎煮约 5 分钟后饮用，每天 1 次，服用 2~7 天。

夏天炎热多雨，气候暑湿，不少人都会出现口渴汗出、头晕耳鸣、神疲乏力、胸闷心悸、小便短赤等情况，这称为伤暑。

暑湿很容易入侵脾胃，当暑湿困脾时，人体就会出现食欲不振、腹泻等症状。特别是进入"阳极之至，阴气始生"的夏至时节，高温高湿气候最易引发脾胃疾病。

伤暑的诊断可借助于观察舌苔这个方法。舌苔是舌面上的一层薄白而润的苔状物，是由脱落的角化上皮、唾液、细菌、食物碎屑及渗出的白细胞等组成的。

在正常情况下，由于唾液、饮食的冲洗，舌表面的物质不断被清除，仅仅有一层薄白的舌苔。这是大多数正常人的舌苔，一般是薄而均匀地平铺在舌面，在舌面中部、根部稍厚。当人生病时，进食少了，咀嚼和吞咽动作减少，唾液分泌也减少，舌苔就会变厚。

中医认为，舌苔是由胃气所生，而五脏六腑皆禀气于胃，因此，舌苔的变化可反映脏腑的寒、热、虚、实。病态的苔色主要有白苔、黄苔、灰黑苔。

黄苔多是热证，舌苔薄黄而干燥，则代表里热盛，津液受损；舌苔黄厚而腻，多为痰热、食积或湿热内蕴。湿热还可表现为绿苔，绿苔多由白苔转化而来，常见于疫病，是湿热郁熏之证。而当夹食中暑或内热久郁，则可能会出现红中发黑且兼黄色的"霉酱苔"。

一旦见到那种黄色病态舌苔，就说明身体里有热，不妨常喝荷叶茶。荷叶味苦、辛、微涩，性平，归心、肝、脾经，清香升散，有消暑利湿、健脾升阳、散瘀止血的功效。

《本草再新》中说它："清凉解暑，止渴生津，治泻痢，解火热。"暑湿型泄泻的人，尤其适合喝荷叶茶。

现代医学研究证实，荷叶茶还可以降脂，具有减肥作用，有清理肠胃、排毒养颜、滋肝润肺的功效。

当出现伤暑情况时，我们可直接喝些荷叶茶，也可搭配些茉莉、绿茶。具体做法是：取荷叶 1 张（切成细碎状）、绿茶 3 克、茉莉花 3 克，将荷叶与其他两种材料放入锅中，加入适量清水一起煎煮约 5 分钟后饮用，每天 1 次，服用 2~7 天。

这款茶能有效消除暑气，驱走身体多余的热气，改善夏季头晕胸闷、肠胃不适的症状。

如果不想喝茶，还可喝些荷叶粥。取鲜荷叶 1 张、大米 50 克，将鲜荷叶洗净切丝，大米淘净，将荷叶水煎取汁，去渣，加大米煮为稀粥服食。每天 1 剂，连服 3~5 天，可清热化痰、祛脂降浊，适用于夏季伤暑，患有高脂血症的人平时也可常喝。

夏天养脾胃，还要多吃应季的蔬果。初夏时节很多人脾胃湿热，没有胃口吃饭，可适量吃点酸性食物来增进食欲，如番茄、草莓、乌梅、菠萝、猕猴桃之类，它们的酸味能敛汗、止泻、祛湿，可预防流汗过多而耗气伤阴，且能生津解渴，健胃消食。

随着气温升高，要注意减酸增苦、调理胃气，注意多吃些清淡、易消化、富含维生素 C 的水果蔬菜，尽量少吃大鱼大肉或油腻辛辣的食物，多吃"瓜族"，如苦瓜、青瓜、冬瓜、木瓜、西瓜、香瓜等。此外，还可喝点薏米绿豆百合粥、冬瓜薏米瘦肉汤、冬菇干贝瘦肉粥等。

但是要注意，夏天不要为了清热一味吃寒凉生冷的蔬果，还要注重保护阳气。特别是脾胃虚弱的人，很容易因吃太多生冷食物或因受寒而出现腹泻的症状，这时可适当吃点生姜。

民间有句话叫"冬吃萝卜夏吃姜，不劳医生开处方"，夏天吃点生姜可以健脾养胃，还可以对付"空调病"。长时间吹空调加上室内外温差过大，易引起风寒感冒，可取生姜 30 克切丝，加适量红糖，用开水冲饮。这款姜茶对那些平常脾胃虚弱的人，有暖胃养胃、止寒泄的作用。

秋燥胃口差、大便干燥、干咳，喝秋梨陈皮汤

症状：口干舌燥、胃口差、大便干燥、干咳。
原因：干燥、阴虚火旺。

祛燥健脾老偏方

（1）取秋梨1个、冰糖50克、陈皮10克、枸杞10克；将梨洗净，带皮切成大块，陈皮、枸杞泡开；然后在干净的砂锅中倒入清水，加入梨块、陈皮、枸杞，盖上锅盖，用大火烧开；水开后，加入适量冰糖，盖上锅盖，改用小火煮20分钟后服用。每周服用2~5次。

（2）每天按揉太白穴100~300次，要有一定的力度，以有酸胀感为宜。长期坚持，有健脾益胃的功效。

秋季，我们人体很容易出现一系列干燥症状，比如口鼻、唇舌、皮肤干燥及毛发枯槁等。在这个季节，假如肺气不降，燥邪损伤津液，使

津液不能下达到大肠，大肠失于濡润，传导失职，就很容易出现大便干燥不畅、腹胀等问题。

每到这个季节，我都会在家煮点秋梨陈皮汤喝，家人连喝几次这个汤后，秋燥症状很快就缓解了。

这个汤的做法很简单，取秋梨1个、冰糖50克、陈皮10克、枸杞10克；将梨洗净，带皮切成大块，陈皮、枸杞泡开；然后在干净的砂锅中倒入清水，加入梨块、陈皮、枸杞，盖上锅盖，用大火烧开；水开后，加入适量冰糖，盖上锅盖，改用小火煮20分钟后服用。每周服用2~5次。

这个汤出自《红楼梦》，是林黛玉用来调养身体的方子。林黛玉动不动就爱生无名火，属于阴虚火旺的体质，这个方子正好可以帮她滋补肺阴。而对于大多数人来说，这个汤更适合在气候干燥的秋天饮用，可以缓解秋燥。

秋梨质脆多汁、清甜爽口，具有润燥消风、醒酒解毒等功效，被誉为"百果之宗"，中医认为它"生者清六腑之热，熟者滋五脏之阴"。由于秋梨性寒，吃太多恐怕会伤阳气，所以搭配温性的陈皮，可缓和药性。

中医认为陈皮味辛、苦，性温，具有温胃散寒、理气健脾的功效，可改善胃部胀满、咳嗽多痰等症状。现代医学研究表明，陈皮中含有大量挥发油、橙皮苷等成分，它所含的挥发油对胃肠道有温和刺激作用，可促进消化液的分泌，排除肠道内积气，增加食欲。

预防秋燥，还要少吃辛辣食物，如辣椒、葱、姜等，可避免发散泄肺。在饮食上要以"润"为主，养阴润燥的食物很多，如蜂蜜、香蕉、葡萄等，以及白色食物如百合、银耳、花菜、山药等。

秋天阴虚火旺的人，还可多吃酸性食物，如苹果、柑橘、山楂、猕猴桃，以收敛肺气。有干渴、咳嗽症状的人，可服用宣肺化痰、滋阴益气的中药，如人参、沙参、西洋参、百合、杏仁、川贝等。

入秋时节，人体的消化能力逐渐降低，肠道抗病能力也减弱，是肠胃病易发的季节。秋季早晚温差大，人体受到冷空气的刺激，机体处于应激状态，血液中的组胺酸增多，会促进胃酸分泌增加，使肠胃发生痉挛性收缩。

夏秋变换时节，要注重腹部保暖，多食用秋藕、栗子、扁豆、山药、莲子、核桃、芝麻等补脾胃的食物。

另外，要注意保持情绪的乐观和心态的平和。还要多运动，也可试试中医的按摩法，多按摩太白穴。太白穴是调理脾功能的主要穴位，对脾虚有关的病症如胃痛、腹胀、吐泻、痢疾、睡觉流口水等，均有一定治疗作用。

太白穴位于足部，在第一跖趾关节后缘、赤白肉交界处。找穴位时手沿着足大趾内侧向下摸，会摸到一个凸起的骨头，下方有个凹陷的地方，就是太白穴了。每天按揉太白穴 100~300 次，要有一定的力度，以有酸胀感为宜。长期坚持，有健脾益胃的功效。

冬天食欲不振，
试试两款经典滋补汤

症状： 胃寒、食欲不振，伴有畏寒怕冷、气短乏力等症。

原因： 阳虚、气虚、元气不足。

补气健脾老偏方

（1）取牛肉650克、花生250克、红枣10个、陈皮一小块、姜2片；牛肉放入滚水中高火煮3分钟，捞出洗净；把适量清水以高火煮沸，放入所有材料，中火煮45分钟，用盐调味即可。每次适量服用，1周服用2~3次。

（2）取猴头菇100克，黄芪、党参、红枣各10克，母鸡1只，姜片、葱、绍酒、清汤、淀粉各适量；将猴头菇洗净去蒂，发胀后挤干水，切片待用；将所有材料放入炖盅内，文火慢炖。每次适量服用，1周服用2~3次。

冬季气候"阳消阴长"，昼夜温差悬殊，胃病特别容易在这个时节发生。那些阳虚、气虚体质的人，脾胃功能原本就差，在冬季更易出现"胃寒"症状。

阳虚、气虚体质者大多是中老年人。所谓阳虚就是"火力不足"，机体功能处于减退状态，这些人平时手脚发凉，耐受不了寒冷，喜吃热烫的食物，且容易"完谷不化"，即进入胃中的食物无法很好地"腐熟"（消化），而直接从肠道排出。

而气虚的人则元气不足，平时讲话声音低弱，容易出虚汗，经常感到气短乏力。如果出现脾气虚弱，就不能运化水谷精微，气血生化乏源，就会出现食欲不振、面色萎黄。这两种人尤其要抓住冬季这个时机来好好养胃。

不少中老年人问我，冬天吃什么养脾胃，如果他们有胃寒的症状，我通常会建议他们回去喝两款汤。

阳虚的人可多喝花生红枣牛肉汤，做法是这样的：取牛肉 650 克、花生 250 克、红枣 10 个、陈皮一小块、姜 2 片；牛肉放入滚水中高火煮 3 分钟，捞出洗净；把适量清水以高火煮沸，放入所有材料，中火煮 45 分钟，用盐调味即可。每次适量服用，1 周服用 2~3 次。

而气虚的人，适合多喝猴头菇母鸡汤。取猴头菇 100 克，黄芪、党参、红枣各 10 克，母鸡 1 只，姜片、葱、绍酒、清汤、淀粉各适量；将猴头菇洗净去蒂，发胀后挤干水，切片待用；将所有材料放入炖盅内，文火慢炖。每次适量服用，1 周服用 2~3 次。

第一个方子有温补肾阳、健脾暖胃的功效。方中的牛肉富含蛋白质

和足够的维生素 B_6，可增强免疫力，提高机体抗病能力，还可以有效补血养血。牛肉中脂肪含量很低，富含结合亚油酸，有抗衰老作用。

花生是全世界公认的健康食品，中医认为它可调和脾胃、补血止血，适合营养不良、脾胃失调的人吃，胃酸过多且胃寒的人吃花生还可减少胃酸分泌，避免溃疡发生。

花生的功效还有很多，它含有不饱和脂肪酸，具有降低血脂和血清胆固醇的功能，可以减少冠心病的发病危险，防止血小板聚集，阻止血栓形成，很适合中老年人食用。

红枣又名大枣，自古以来就被列为"五果"（桃、李、梅、杏、枣）之一，有"天然维生素丸"的美誉，具有防治骨质疏松、贫血及增强人体免疫力的作用。

第二个方子有补气、健脾、养胃的作用。猴头菇有"山珍猴头、海味燕窝"之称。中医认为，猴头菇性平味甘，有利五脏、助消化，还具有健胃、补虚、抗癌、益肾精的作用。

黄芪、党参都是补气的著名中药材，黄芪益气固表，常用于治疗气虚乏力、中气下陷之证，可增强抗病能力。党参也擅长补气，平素倦怠乏力、精神不振、语音低沉、气短的人都可多吃。

党参还能养血，实验证明，党参能使红细胞增多、血红蛋白增加，因此，气血两虚、贫血、胃口不佳的人最适宜服用。红枣补中益气、养血安神，与党参共用，能健脾胃，起到增加食欲、止泻的功效。

母鸡肉补气补血，且蛋白质含量高，容易被人体消化吸收，对营养不良、畏寒怕冷、乏力疲劳、贫血、久病虚弱等人士有很好的食疗作用。不少气虚、脸色苍白、倦怠无力的人，服用了这个方子几次，就直说效果好。

上述方子其实适合大多数人在冬季进补，每周服用两三次为佳。除了服用药膳外，冬季不妨多吃"红色食物"。

"红色食物"富含蛋白质和维生素、矿物质，可增强身体免疫力，增强人体抗寒力，同时还能温补气血，增加食欲。红色食物有两类，一类是含血红素的肉和肉制品，如羊肉、牛肉等；一类是颜色鲜艳的蔬菜水果，如胡萝卜、红薯、红枣等。

另外，冬季进食油腻食品多，还可适量喝点红茶，红茶干茶呈黑色，泡出后茶水是红色的，醇厚干温，可去油腻、帮助胃肠消化、促进食欲。

红茶与绿茶不同，绿茶含有茶多酚，具有收敛性，对胃有一定的刺激作用，在空腹的情况下刺激性更强，而红茶是经过发酵烘制而成的，不仅不会伤胃，反而能够养胃。

冬天胃寒不舒服以及吃太多生冷东西感到胃部不适的人，可以在红茶中加入一些黑糖、生姜片，趁温热慢慢饮用，有暖胃的功效。

但注意，红茶中的鞣酸会妨碍人体对食物中铁的吸收，有贫血的人不宜喝。还有，患慢性肾病、精神衰弱以及胃火旺盛的人都不宜喝红茶。

《黄帝内经》还提到一个四季养生规则："夫四时阴阳者，万物之根本也，所以圣人春夏养阳，秋冬养阴，以从其根。"意思是说，四时阴阳是万物的根本，四时养生的基本原则是：春夏养阳，秋冬养阴。

夏天天气炎热时也不要过分吃生冷食物，即使吃了，也要吃点温性的食物把阳气补回来，而冬季不宜一味注重进补温热的东西，还要适量吃点滋阴生津的东西，比如黑木耳、白菜、银耳、枸杞、梨等，有助于平衡阴阳，不至于因为进补而出现虚火旺盛的情况。